上海市浦东新区科经委科普专项资助

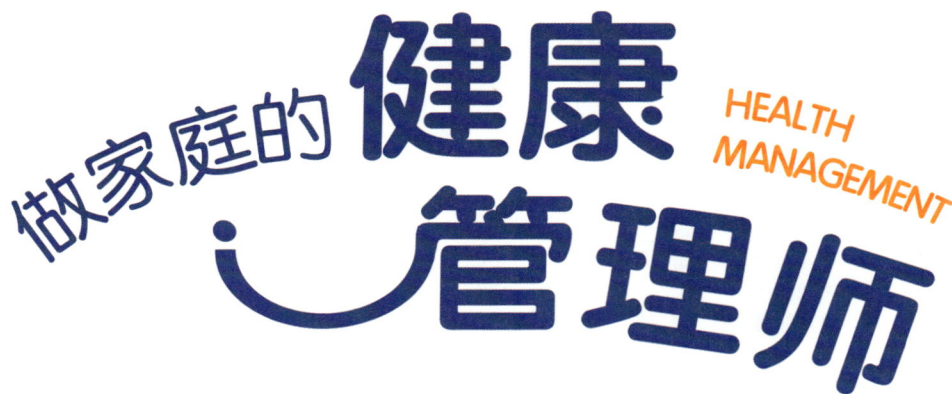

曹黎静 ◎ 主编

上海大学出版社

图书在版编目（CIP）数据

做家庭的健康管理师 / 曹黎静主编 . -- 上海：上海大学出版社 , 2025.7. -- (健康科普，你我同行).
ISBN 978-7-5671-5234-2

Ⅰ . R161

中国国家版本馆 CIP 数据核字第 2025DN7165 号

策划编辑　陈　露
责任编辑　高亚雪
书籍设计　缪炎栩
技术编辑　金　鑫　钱宇坤

做家庭的健康管理师

曹黎静　主编

出版发行	上海大学出版社出版发行
地　　址	上海市上大路 99 号
邮政编码	200444
网　　址	www.shupress.cn
发行热线	021-66135109
出 版 人	余洋
印　　刷	上海颛辉印刷厂有限公司
经　　销	各地新华书店
开　　本	890mm×1240mm 1/32
印　　张	7.75
字　　数	150 千
版　　次	2025 年 7 月第 1 版
印　　次	2025 年 7 月第 1 次
书　　号	ISBN 978-7-5671-5234-2/R·110
定　　价	68.00 元

版权所有　侵权必究
如发现本书有印装质量问题请与印刷厂质量科联系
联系电话：021-57602918

编委会

名誉主编 王 澎　徐中菊
主　　编 曹黎静
副 主 编 梁 芳　陈胜广　吕 强　刘陟清
编　　委 （按姓氏拼音排序）

曹黎静　陈胜广　陈袆雯　高舒婧
梁 芳　刘陟清　鲁 丹　吕 强
乔丽峰　沈 燕　孙艺媛　王 玲
王 澎　王昊俊　吴 曼　吴瑞莲
谢 凡　徐中菊　杨 晨　杨 娟
姚海宏　张刘瑜　张悦敏　朱莉娟

序一 PREFACE

在健康中国行动迈向纵深发展的关键节点，家庭健康管理正从理念共识转化为全民实践。值此《做家庭的健康管理师》付梓之际，我谨代表上海市浦东新区科学技术协会，向上海市浦东新区公利医院、上海市浦东新区科学技术普及志愿者协会及编撰专家，特别是牵头本书编写的曹黎静主任致以诚挚敬意。这部凝结着医学智慧与人文温度的著作，不仅是对"健康细胞"建设工程的创新诠释，更为新时代全民健康素养提升提供了可推广的家庭行动方案。

作为上海首家"全民健康管理示范医院"，上海市浦东新区公利医院多年来深耕健康管理领域，打造的"浦公英"健康科普品牌，早已如蒲公英的小伞般将科学种子播撒至社区肌理。而"浦公英"品牌的茁壮成长，离不开上海市浦东新区科学技术普及志愿者协会的长期滋养。作为上海首个建立专业科普志愿者队伍的协会，协会一直以来积极发挥桥梁纽带的作用，将医学专业力量与科普实践紧密结合。本书的诞生，正是这种"

医防融合、科技赋能"理念的具象化延伸,是医学专业性与社会公益性的深度共鸣。

细读全书,四维健康管理模型令人耳目一新,从膳食、运动、心理、疾病四个维度,为家庭健康管理提供了全面、系统的解决方案,不仅体现了医学的专业性,更兼顾了生活的实操性,让读者能够轻松掌握健康管理的知识和技能,使专业健康知识真正"飞入寻常百姓家"。当越来越多的家庭、越来越多的个人掌握了自我健康管理的数字密钥,我们终将见证:健康中国不是宏大的统计数字,而是万家灯火中升腾的幸福烟火。

愿这本凝聚着医者初心的著作,成为连接专业医疗与家庭健康的智慧桥梁。期待更多家庭以书为舟,在科技赋能的浪潮中,驶向身心共健的美好彼岸。

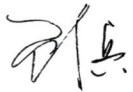

上海市浦东新区科学技术协会党组书记、常务副主席

2025 年 2 月

序二 PREFACE

作为一名深耕健康管理领域 30 余载的医务工作者，当我看到这本《做家庭的健康管理师》时，内心既感慨又欣慰。在医疗健康事业快速发展的今天，能将专业医学知识转化为老百姓触手可及的生活智慧，正是我们这个时代最需要的健康科普实践。

当今社会，慢性病低龄化、亚健康普遍化、健康信息碎片化等问题日益凸显。在临床工作中，我深切感受到，许多健康危机本可以通过科学的生活方式干预得以避免。但现实是，人们往往在纷繁复杂的健康资讯中迷失方向。这本书的诞生，恰似在迷雾中点亮了一盏明灯——它以"家庭健康管理师"的视角重构健康认知体系，用"四维度健康管理法"搭建起科学理论与生活实践的桥梁。

本书的内容从合理膳食的量化指南到运动处方的个性化设计，从心理减压的实用技巧到家庭药箱的动态管理，每一个章节都凝结着编写团队的匠心。更可贵的是，书中突破性地将生命周期理念融入健康管理，针对儿童生长发育、中青年职场保健、老年慢性病防控等不同阶段的核心需求，给出了可操作性强的解决方案。这种"既见森林又见树木"的编写思路，既体现了专业深度，又彰显了人文温度。

《健康中国2030规划纲要》明确指出，要将健康融入所有政策。而本书的出版，正是将健康融入每个家庭的生动实践。期待这本书能走进千家万户，让科学的健康管理如同柴米油盐般融入日常生活。当每个家庭成员都能成为自己的"健康守门人"，我们离"全民健康"的愿景便更近了一步。

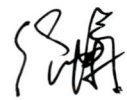

上海市中西医结合学会健康管理专委会主任委员

2025年2月

前言 PREFACE

作为家庭主妇，您是否在孩子学业、老人情绪、柴米油盐间连轴奔忙？当老人握着药瓶询问副作用，孩子皱眉推开餐盘，伴侣拖着疲惫身躯归家，甚至自己感到精力不济时，我们常常能感受到这份爱与责任带来的无助。也正是这些真实可触的困境，让我们深刻体会到，家庭主妇们，实际上是维系三代人安康的核心"健康守门人"。

信息爆炸时代，如何为家人做出明智、可靠的健康决策？在动笔之前，我不断追问身边那些"上有老下有小"、时常在多重角色中筋疲力尽的全职妈妈和职场父母们："您需要一本什么样的健康书？它该如何真正帮到您？"

答案朴素而清晰："别让我啃教材，压力够大了！""翻开就能找到答案，像查字典一样快！""老人孩子的问题，得分开讲明白！""复杂的东西，能画出来看懂最好！"这些呼声，铸就了本书的灵魂。我们摒弃了晦涩的理论堆砌，采用"一问一答"形式，将日常最揪心的健康疑问拆解为具体场景。每一个答案，力求精准、实用、可操作，并辅以一目了然的漫画贴士。我们深知，您需要的不是深奥的学问，而是一本一查就会、一看就懂的工具书。这份"专而不深"的编排，源于最朴素的初心：让健康管理回归简单高效，让您少一分焦虑，多一分从容。

但健康是动态的学问，本书或许无法穷尽所有情境，我们更愿它成为一块引玉之砖，叩响千万家庭主动探索健康的大门，期待在您的实践中，与我们共同完善这份属于每个家庭的"健康地图"。

最后，请允许我献上最深的敬意与谢意。致敬为此书倾注心血的专家学者、编辑团队。愿此书常伴家庭药箱之侧，成为您随手可及的智慧锦囊；愿它成为三代人围炉夜话时，传递健康与爱的温暖话题；更愿它能点燃您心中主动健康的星火——不再独自负重前行。

让我们以科学为桨，以爱为帆，携手乘风破浪，驶向家庭健康的温暖港湾。

2025 年 2 月

目 录
CONTENTS

第一讲 合理膳食 — 1

认识合理膳食 — 4
不同人群的合理膳食建议 — 8
- 老年人 — 8
- 儿童 — 20
- 中青年（职场人士）— 31
- 特殊人群 — 44

四季合理膳食 — 54

第二讲 科学健身 — 71

认识科学健身 — 74
不同人群的科学健身建议 — 91
- 老年人 — 91
- 儿童 — 96
- 中青年（职场人士）— 106
- 特殊人群 — 119

第三讲　心理健康　129

认识心理健康　132

不同人群的心理健康建议　146
- 老年人　146
- 儿童　154
- 中青年（职场人士）　160
- 女性　169

四季心理健康　171

第四讲　疾病管理　177

认识疾病管理　180

不同人群的疾病管理建议　193
- 老年人　193
- 儿童　201
- 中青年（职场人士）　208

日常救护　217

学点应急小知识　225

第一讲 合理膳食

认识合理膳食

1. 什么是合理膳食?
2. 合理膳食所遵循的基本原则是什么?
3. 合理膳食的重要性体现在哪些方面?
4. 如何根据自身需求制定饮食计划?

不同人群的合理膳食建议

● 老年人

5. 老年人应如何调整主食摄入?
6. 老年人如何确保蛋白质摄入充足?
7. 老年人如何控制盐分摄入?
8. 老年人如何合理安排三餐?
9. 老年人如何选择合适的饮品?
10. 老年人如何预防营养不良?
11. 老年人如何控制油脂摄入?
12. 老年人如何预防食物过敏和不耐受?
13. 老年人如何选择零食?
14. 老年人每日所需的营养素来源有哪些?
15. 素食老人如何避免营养不足?
16. 冬季老人如何调整饮食增强抵抗力?

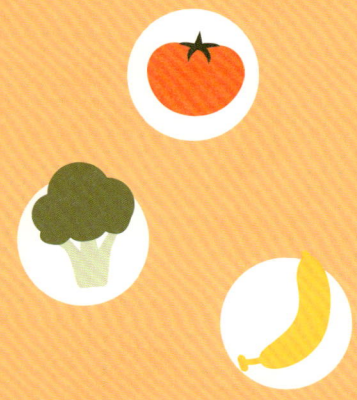

● **儿童**

17. 儿童在成长过程中需要哪些关键营养素?
18. 如何通过饮食促进儿童的智力发育?
19. 如何培养儿童良好的饮食习惯?
20. 儿童挑食、偏食家长如何引导?
21. 儿童是否需要额外补充维生素和保健品?
22. 如何避免儿童过度摄入糖分?
23. 儿童每天应该喝多少牛奶?
24. 儿童每天应该吃多少肉?
25. 儿童是否应该避免喝碳酸饮料?
26. 如何为儿童准备健康的零食?
27. 儿童如何避免夏季食物中毒?

● **中青年(职场人士)**

28. 职场人士如何避免快餐依赖?
29. 如何通过饮食调节睡眠质量?
30. 春季中青年应如何调整饮食?
31. 如何确保每天摄入足够的膳食纤维?
32. 如何控制每日摄入的油盐量?
33. 如何通过饮食缓解职场压力?
34. 职场人士如何确保早餐营养均衡?
35. 如何避免职场中的"隐性饥饿"?
36. 职场人士如何合理安排晚餐?
37. 如何通过饮食提升职场专注力?
38. 职场人士如何预防"过劳肥"?
39. 如何确保周末饮食的健康与放松?
40. 中青年如何通过饮食改善记忆力?

- **特殊人群**

41. 糖尿病患者如何制定合理膳食计划？
42. 高血压患者日常饮食应注意哪些事项？
43. 孕妇在孕期应如何搭配食物，满足营养需求？
44. 素食者如何确保获得足够的蛋白质和其他营养素？
45. 肥胖人群如何通过调整饮食来实现健康减重？
46. 运动人群如何通过饮食来补充能量和恢复体力？
47. 如何通过饮食预防骨质疏松？
48. 过敏体质人群在日常饮食中应注意哪些事项？
49. 如何通过饮食改善肠道健康，促进消化？
50. 如何通过饮食调节情绪，缓解压力？

四季合理膳食

51. 春季应多吃哪些食物以养肝明目？
52. 夏季如何通过饮食消暑降温，保持身体水分平衡？
53. 秋季如何通过饮食滋阴润燥，缓解秋燥症状？
54. 冬季如何通过饮食温补身体，增强免疫力？
55. 中医饮食养生包括哪些方面？
56. 什么是食物的寒热温凉属性？
57. 中医体质知多少？
58. 平和质人群的饮食调养需要注意什么？
59. 气虚质人群的饮食调养需要注意什么？
60. 阳虚质人群的饮食调养需要注意什么？
61. 阴虚质人群的饮食调养需要注意什么？
62. 痰湿质人群的饮食调养需要注意什么？
63. 湿热质人群的饮食调养需要注意什么？
64. 血瘀质人群的饮食调养需要注意什么？
65. 气郁质人群的饮食调养需要注意什么？
66. 特禀质人群的饮食调养需要注意什么？
67. "冬令膏方"进补适合哪些人？

认识合理膳食

 什么是合理膳食？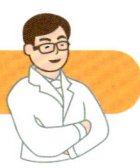

合理膳食是指通过膳食能提供给人体种类齐全、数量充足、比例合适的能量及各种营养素,并与机体的需要保持平衡。

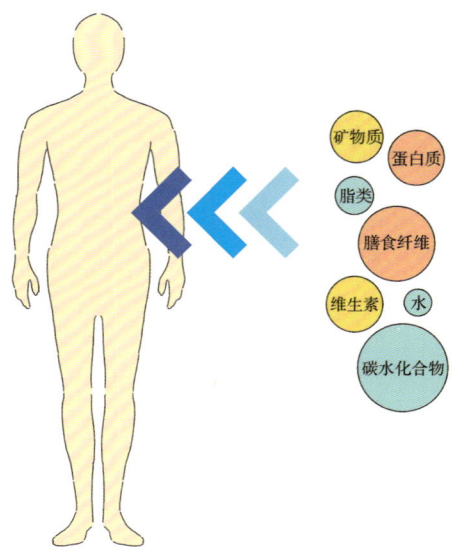

2. 合理膳食所遵循的基本原则是什么？

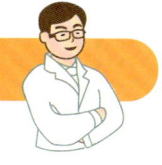

合理膳食是健康四大基石中的第一基石。民以食为天，根据《中国居民平衡膳食宝塔》，合理膳食应满足以下要求：

- 食物多样，谷类为主，粗细搭配。
- 多吃蔬菜水果和薯类。
- 每天食用奶类、大豆或其制品。
- 常吃适量的鱼、禽、蛋和瘦肉。
- 减少烹调油用量，吃清淡少盐膳食。
- 吃新鲜卫生的食物。

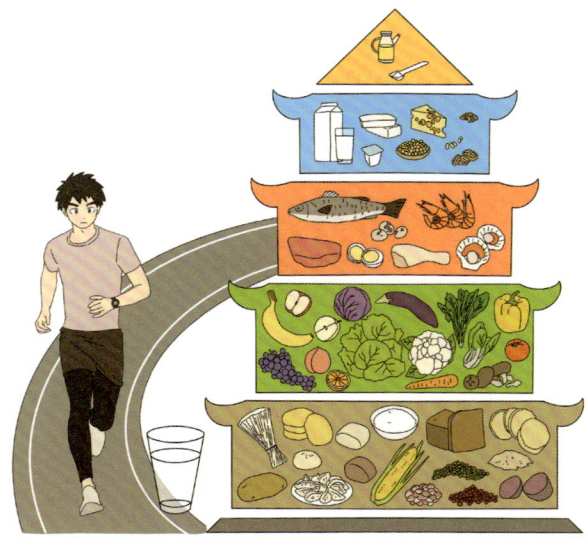

3 合理膳食的重要性体现在哪些方面？

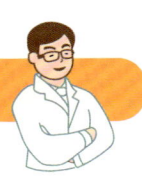

合理膳食能维持机体的正常代谢，促进生长发育，帮助控制体重，增强免疫力，以及控制血糖水平等。

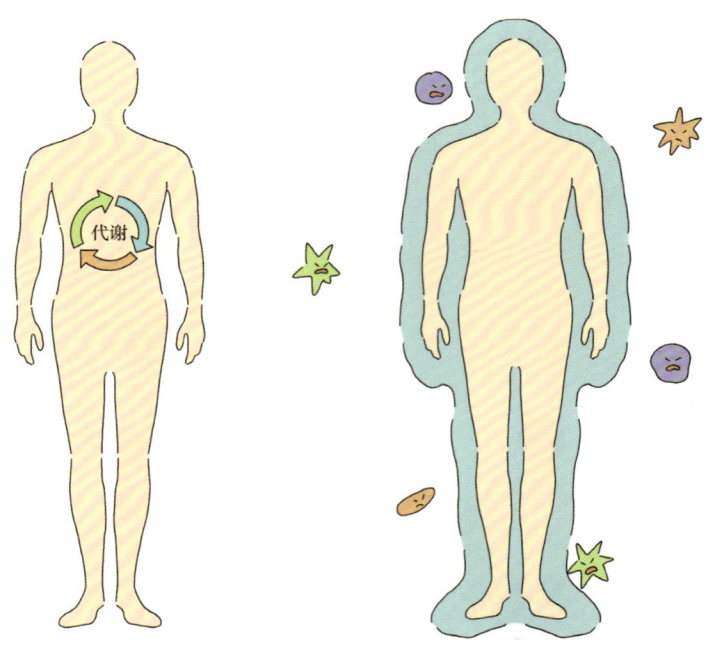

 **如何根据自身需求制定饮食计划？**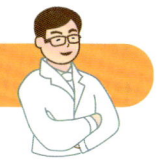

制定饮食计划时，首先需要了解自己的营养需求，包括热量、蛋白质、脂肪、碳水化合物等的需求量，然后根据这些需求选择多样化的食物，确保摄入足够的营养素。

不同人群营养需求有所不同，如儿童需更多蛋白质和钙，老年人则需增加膳食纤维、钙、维生素 D 的摄入，孕妇需增加叶酸和铁的摄入等。

在执行饮食计划的过程中，三餐应定时定量，遵循早餐要吃饱、午餐要吃好、晚餐要吃少的原则，避免过度饥饿或暴饮暴食。

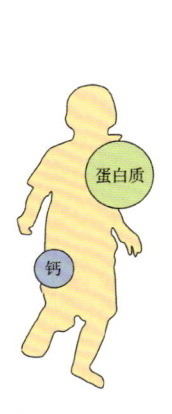
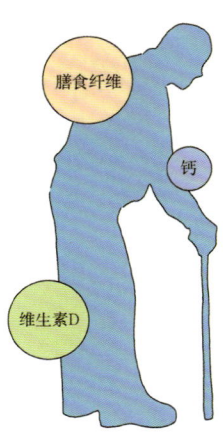
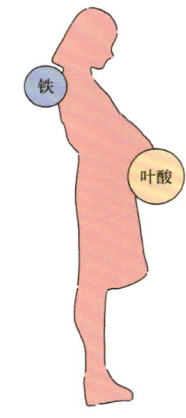

不同人群的合理膳食建议

↘ 老年人

5 老年人应如何调整主食摄入？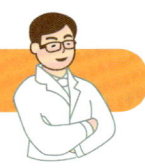

　　老年人主食摄入应粗细搭配，增加全谷物和杂豆的比例，如糙米、燕麦、红豆等，这些有助于改善肠道健康，预防便秘。同时，应减少精加工食品的摄入，避免血糖波动过大。

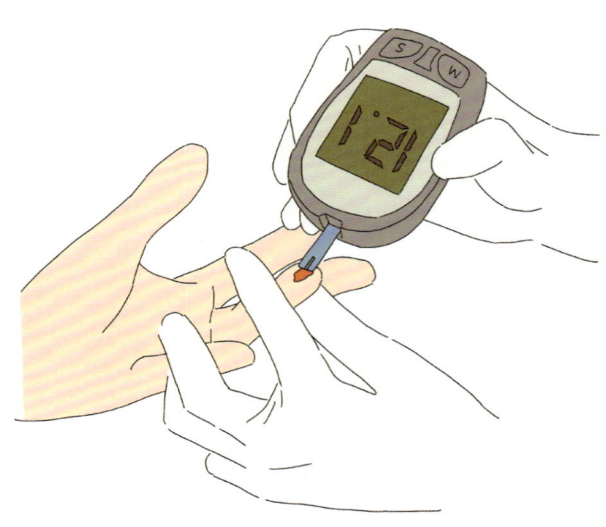

老年人如何确保蛋白质摄入充足？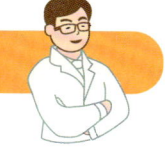

老年人应适量地增加优质蛋白的摄入，如瘦肉、鱼类、蛋类、奶类和豆制品。这些食物不仅富含优质蛋白，还容易消化吸收，这有助于维持肌肉和增强免疫力。

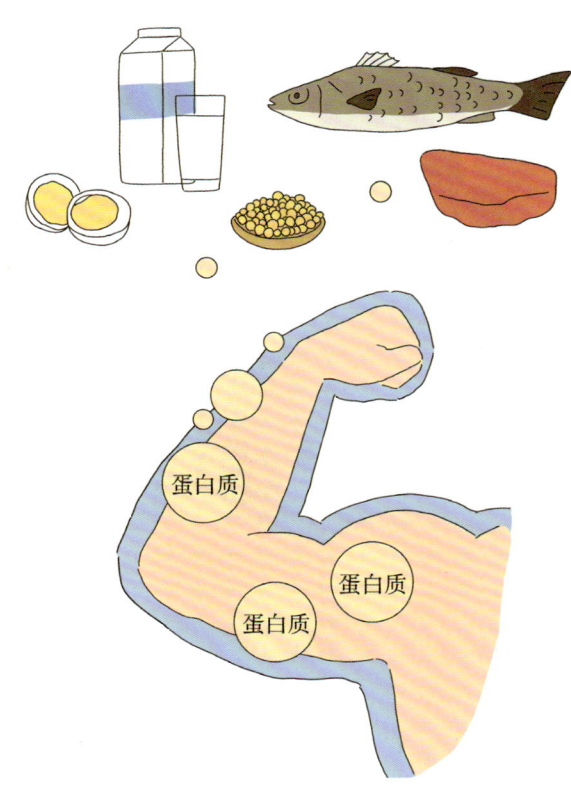

 **老年人如何控制盐分摄入？**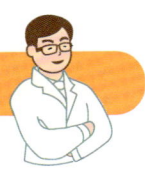

老年人应减少盐分摄入，以降低罹患高血压和心血管疾病的风险。建议每日盐分的摄入量不超过 5 克，可使用低钠盐或调味品，减少腌制、腊制食品的摄入。

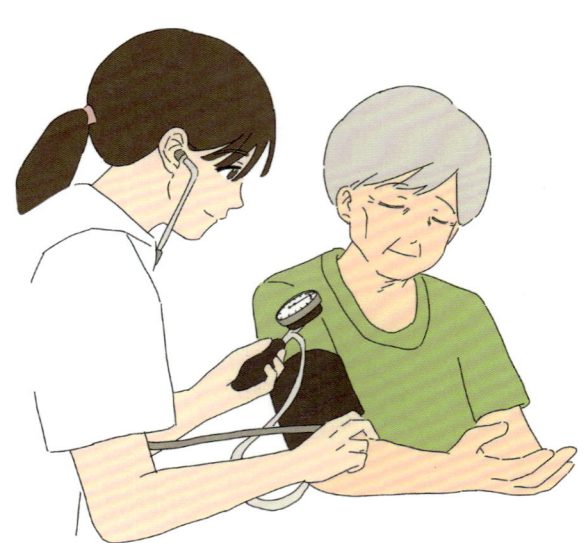

老年人如何合理安排三餐？

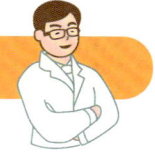

老年人应定时定量进餐，避免暴饮暴食。遵循的原则是，早餐应丰富多样，午餐应吃饱吃好，晚餐应适量且清淡。两餐之间可适当加餐，如水果、坚果等，以补充能量和营养。

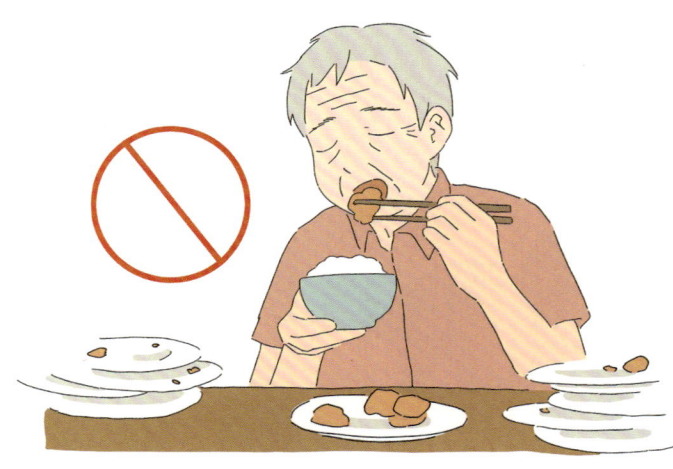

9 老年人如何选择合适的饮品？

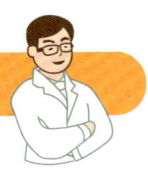

老年人应多喝水，每日饮水量应不少于1500毫升。可选择白开水、淡茶、豆浆等，避免过多摄入含糖饮料和酒精。同时，还应注意饮品的温度，避免过热或过冷从而刺激胃肠道。

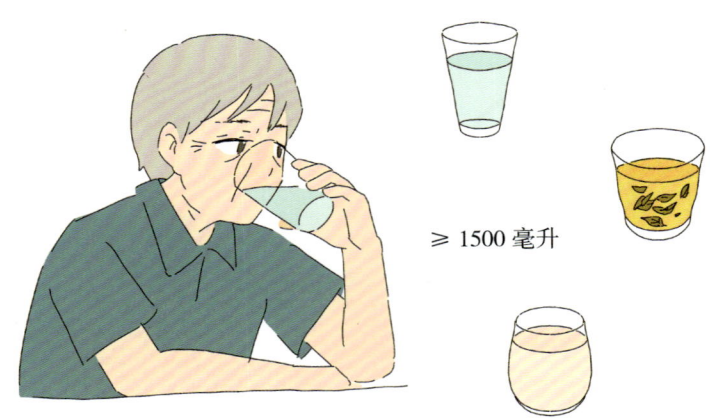

≥ 1500 毫升

10 老年人如何预防营养不良？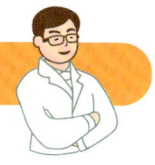

老年人应定期进行营养评估，以了解自己的营养状况。如出现营养不良，应在医生的指导下进行营养补充，如口服营养补充剂或特殊医学用途配方食品。同时，应增加食物的种类和摄入量，以满足营养需求。

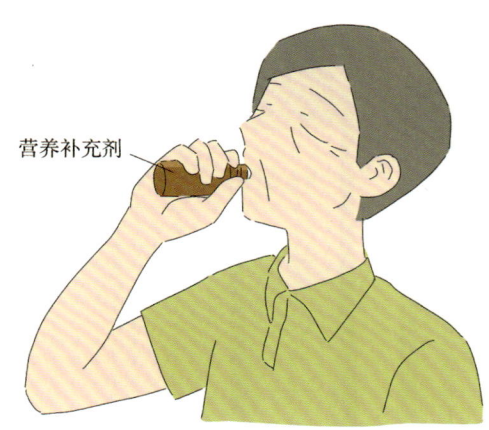

营养补充剂

11 老年人如何控制油脂摄入？

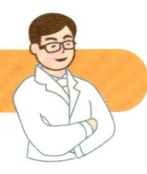

　　老年人应适量减少油脂摄入，特别是动物性油脂和反式脂肪酸的摄入。日常食用油建议选择植物油，如橄榄油、菜籽油等，并控制每日摄入量不超过30克。同时，推荐多采用蒸、煮、炖等烹饪方式，减少油炸和煎炒。

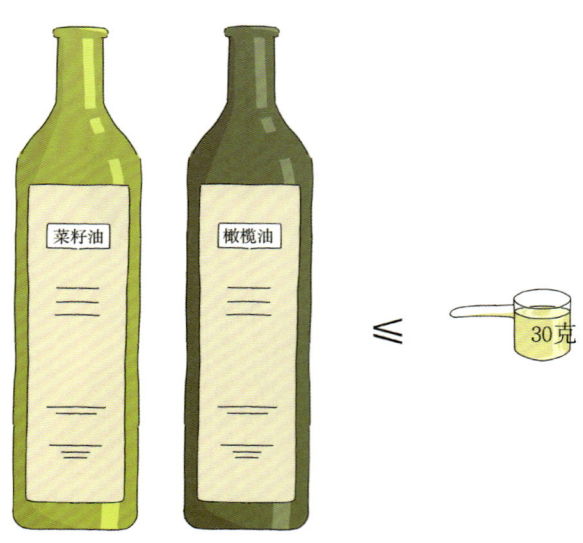

12 老年人如何预防食物过敏和不耐受？

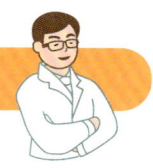

老年人应了解自己的食物过敏史和不耐受情况，避免食用可能引起过敏或不耐受的食物。如出现食物过敏或不耐受症状，应及时就医并遵医嘱调整饮食。

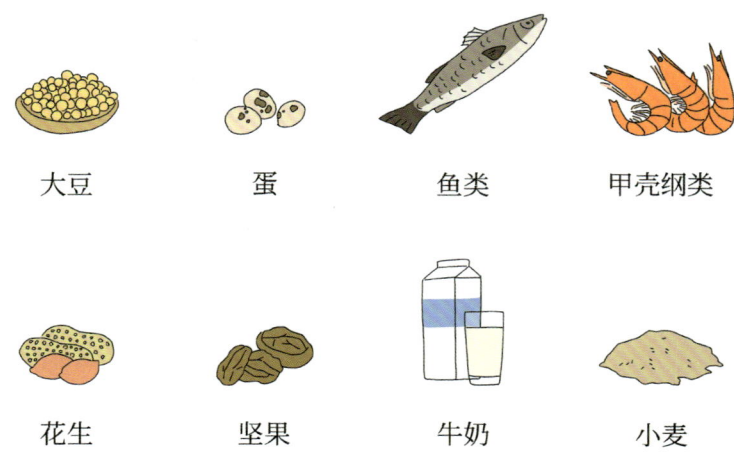

可能引起过敏或不耐受的食物

13 老年人如何选择零食？

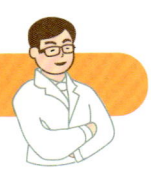

老年人可选择健康零食，如水果、坚果、酸奶等，以补充能量和营养。同时，应注意零食的摄入量和摄入时间，避免影响正餐的消化吸收。在选择零食时，应注意查看食品标签，避免摄入过多添加剂和糖分。

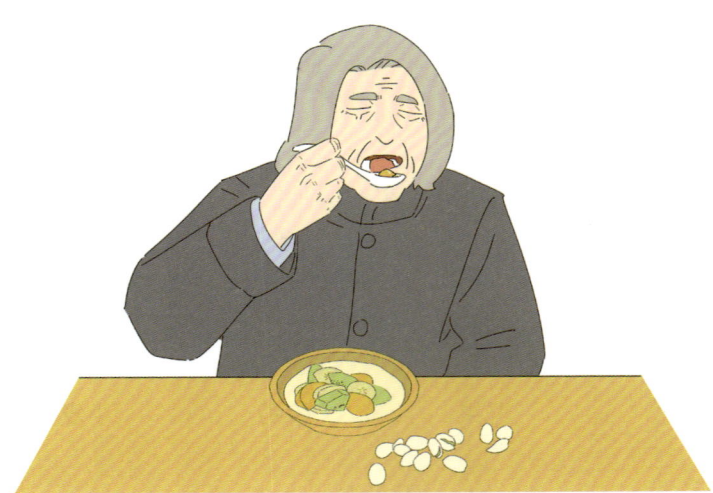

14 老年人每日所需的营养素来源有哪些?

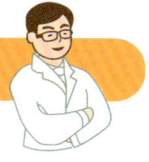

老年人每日所需的钙主要来自牛奶、酸奶、豆腐、豆浆、鱼虾和绿叶蔬菜等食物。维生素 D 则可通过晒太阳合成,也可从鱼肝油、鸡蛋、鱼类(如鲑鱼、鳕鱼等)和牛奶中获取。为了保持骨骼健康,老年人应确保这些营养素的摄入量,必要时可在医生指导下使用营养补充剂。

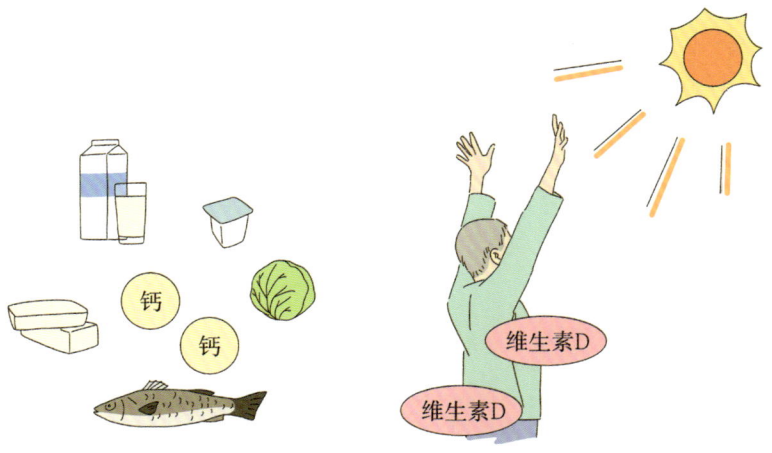

15 素食老人如何避免营养不足?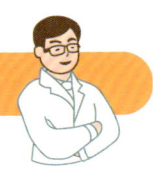

素食老人可通过以下方式避免营养不足,保持健康:多吃蛋白质丰富的素食,如豆类、坚果、籽类及全谷类食品;增加钙的摄入,如摄入豆类、叶菜类、奶制品和豆浆等;补充维生素 B_{12},可通过牛奶、鸡蛋等食物获取,或服用口服补充剂;食物保持多样化,每天食用各种不同类型和颜色的水果、蔬菜,以补充维生素和矿物质。

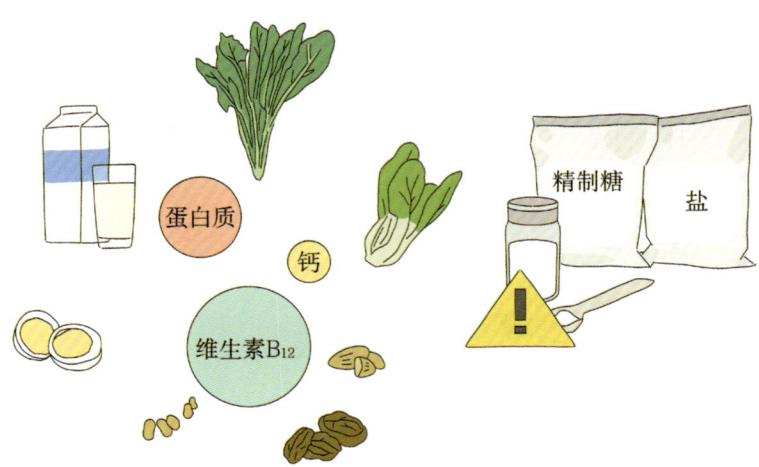

16 冬季老人如何调整饮食增强抵抗力？

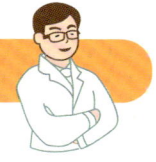

冬季老人应增加热汤、热麦片、坚果、根茎蔬菜、鱼类和柑橘类水果的摄入，这些食物能为人体提供热量、维生素、矿物质和膳食纤维，有助于增强身体免疫力。同时，应保持足够的饮水量，选择低脂奶制品和适量肉类，以确保营养摄入均衡。避免过多摄入油腻、辛辣和刺激性食物，以免加重胃肠道负担。

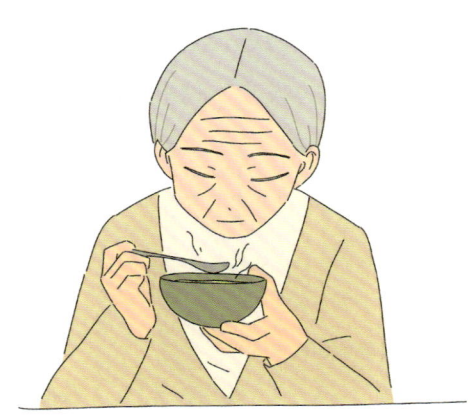

不同人群的合理膳食建议

↘ 儿童

17 儿童在成长过程中需要哪些关键营养素？

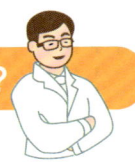

儿童在成长过程中需要的关键营养素包括蛋白质、碳水化合物、脂肪、钙、铁、维生素 D 等。蛋白质是构成和修复身体组织的基础；碳水化合物是身体主要的能量来源；脂肪则提供必要的能量；钙和铁分别有助于维系骨骼和血液健康；维生素 D 则有助于钙的吸收。这些营养素对儿童生长发育至关重要，应通过均衡饮食来确保充足摄入。

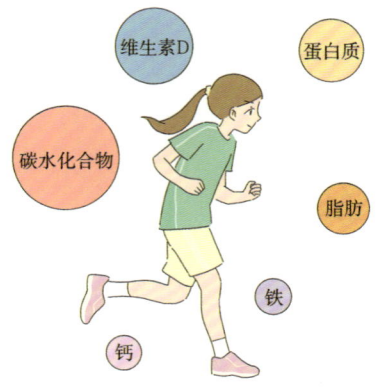

18 如何通过饮食促进儿童的智力发育？

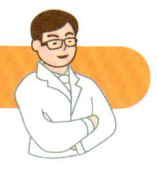

如果想通过饮食促进儿童智力发育，可以让他们多吃富含蛋白质的食物，如鸡蛋、鱼类、瘦肉等，这些动物蛋白是大脑运行的重要物质基础。同时，富含不饱和脂肪酸的食物如核桃、松子等坚果类食物，也有利于促进儿童大脑发育。此外，还要确保儿童摄入足够的维生素和矿物质，如维生素D和铁质，以维持神经系统的正常功能。总之，要促进儿童智力发育与健康，均衡饮食和多样化食物选择是关键。

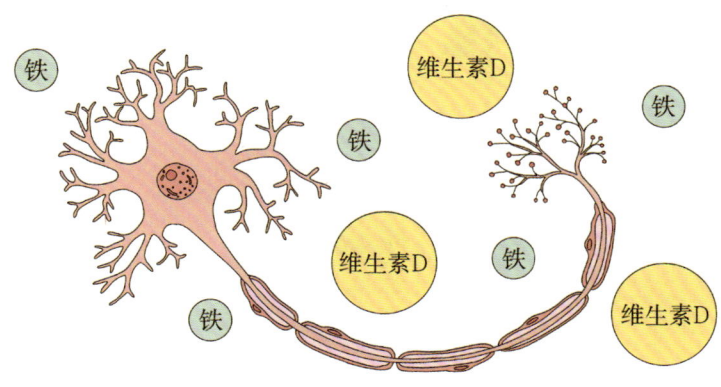

神经系统

19 如何培养儿童良好的饮食习惯？

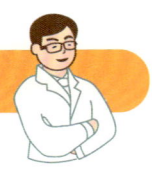

从儿童时期开始，就应该培养他们定时定量进餐的习惯。同时，应提供多样化的食物，让儿童尝试不同的口味和质地。避免强迫喂食或让儿童边玩边吃。同时，家长应以身作则，树立良好的饮食榜样。

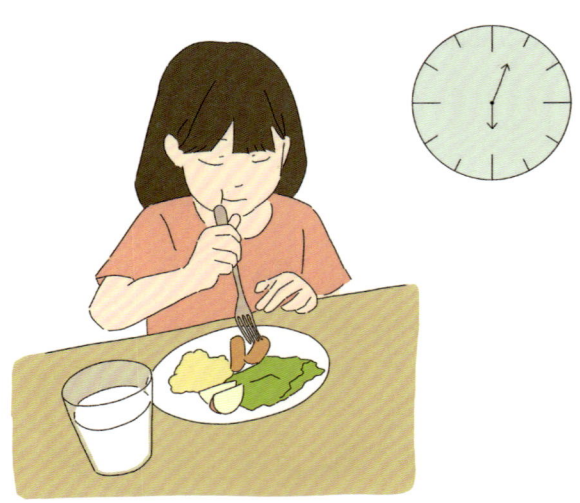

20 儿童挑食、偏食家长如何引导？

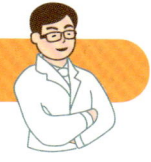

儿童挑食、偏食时，家长可采取以下措施引导：通过讲解食物的营养价值，增强儿童对食物的认知，激发其食欲；以身作则，家长自己也要做到不挑食、不偏食，树立良好的饮食榜样；变换烹饪方式，将食物做得色香味俱全，提高食物的吸引力；合理安排饮食时间，避免儿童过饿或过饱时进食；鼓励儿童尝试新食物，并给予积极的反馈和奖励；此外，还可带儿童进行微量元素检测，如有缺乏，及时补充。

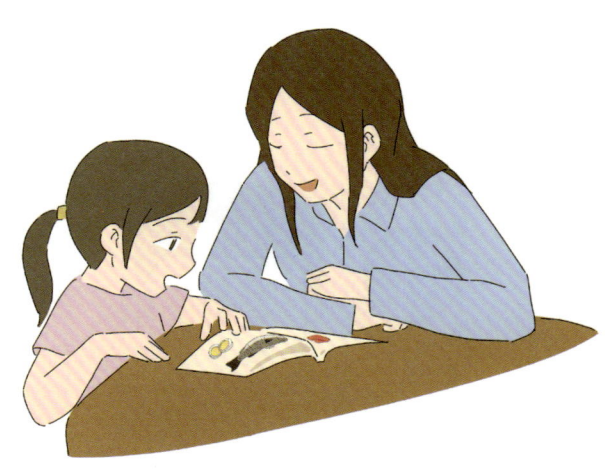

21 儿童是否需要额外补充维生素和保健品？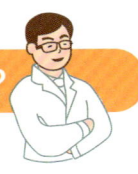

《中国儿童维生素D营养相关临床问题实践指南》中建议健康儿童每天补充400~800U维生素D。一般来说，如果儿童饮食均衡，能从日常食物中获取足够的维生素，就不需要额外进行补充。然而，如果儿童偏食、挑食或处于某些特殊生理阶段（如快速生长期），则可能需要适量补充维生素。建议在医生或营养师的指导下进行。

儿童一般不需要吃保健品，除非医生特别建议。一般正常饮食中的食物已经包含了儿童所需的营养素。过多摄入保健品可能导致营养过剩甚至干扰儿童正常生长发育。

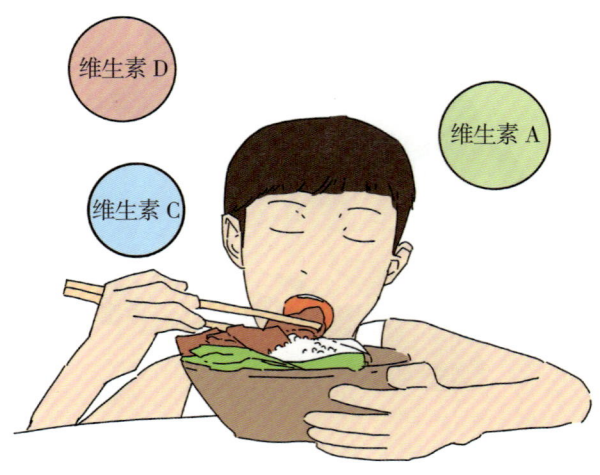

22. 如何避免儿童过度摄入糖分？

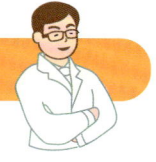

日常应避免给儿童提供过多含糖饮料和零食，如碳酸饮料、果汁、糖果等。可选择低糖或无糖的食品，并教育儿童识别食品标签上的糖分含量。同时，用水果等天然甜味食品替代含糖零食。

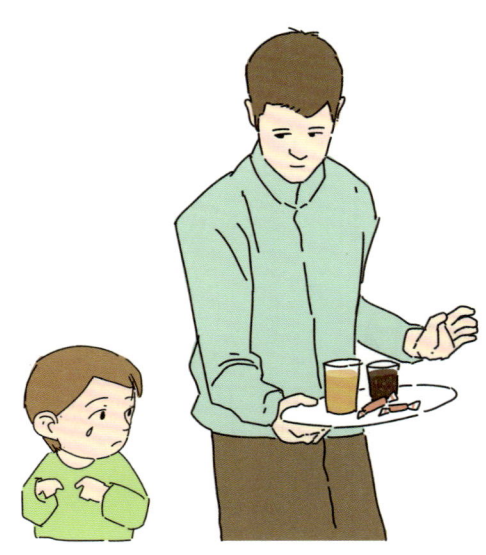

23 儿童每天应该喝多少牛奶？

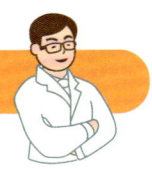

儿童每天应适量饮用牛奶，一般建议每天喝 2~3 杯（400~600 毫升）。牛奶富含钙质和蛋白质，有助于骨骼和牙齿的生长。但过量饮用容易导致热量摄入过剩，影响其他食物的摄入。

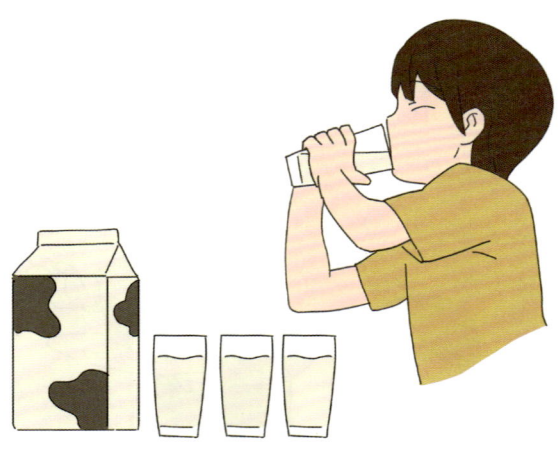

2~3 杯（400~600 毫升）

24 儿童每天应该吃多少肉？

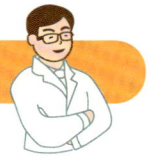

儿童每天应适量摄入肉类，一般建议每天食用 100~150 克（约手掌大小）。肉类是优质蛋白和铁质的良好来源，但过量摄入可能导致热量过剩和营养不均衡。

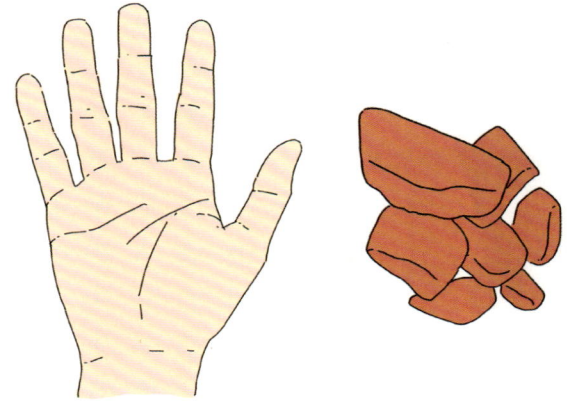

儿童每天应摄入肉类
100~150 克（约手掌大小）

25 儿童是否应该避免喝碳酸饮料？

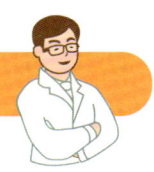

儿童应该尽量避免喝碳酸饮料，因为它们通常含有高糖分和咖啡因，对健康不利。碳酸饮料可能会导致儿童肥胖、龋齿和营养不均衡。咖啡因对尚未完全发育好的神经系统有刺激作用，家长应鼓励儿童多喝水、牛奶或鲜榨果汁等健康饮品。

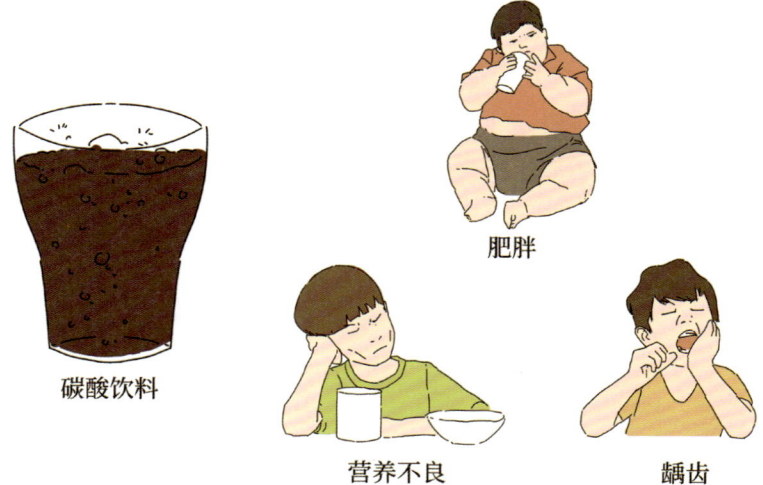

碳酸饮料　　　　肥胖　　营养不良　　龋齿

26 如何为儿童准备健康的零食？

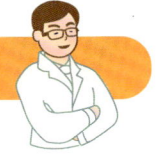

适合儿童的健康零食，如水果、坚果、酸奶、全麦饼干（不适于幼儿）等，它们富含营养，有助于减少儿童的饥饿感，同时不会增加过多的热量。避免给儿童提供高糖、高盐和高脂肪的零食，如薯片、炸鸡等。

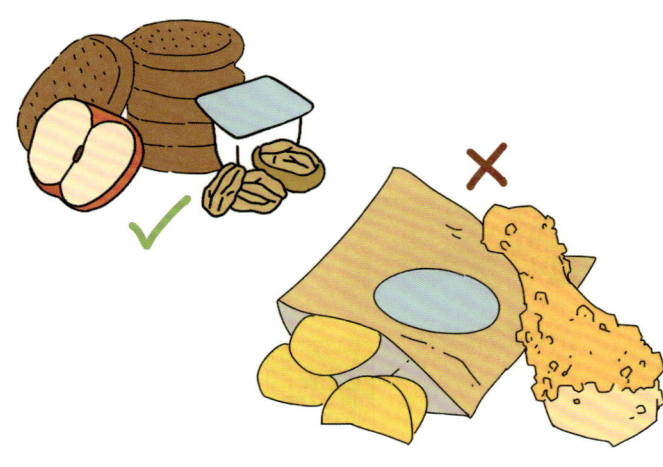

27 儿童如何避免夏季食物中毒？

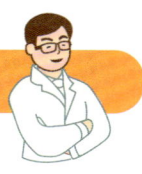

儿童的饮食健康极其重要，特别是夏季气温高，食物容易腐败变质，导致儿童食物中毒的风险增加。为保障饮食安全，家长应注意以下几点：首先，应确保食物新鲜，不购买来源不明的食品；其次，将食物彻底加热煮熟，特别是肉类和水产品；再者，避免生熟食物交叉污染，厨房用具要分开使用并定期消毒；最后，注意个人卫生，养成勤洗手的好习惯。此外，剩饭菜要及时存放冰箱，再次食用前应彻底加热。

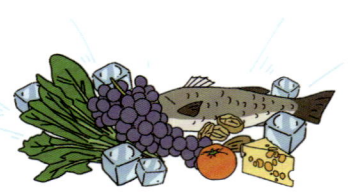

保证食物新鲜

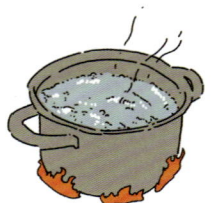

彻底加热煮熟

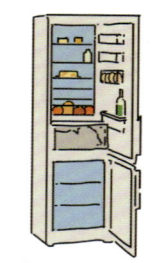

剩饭菜要及时存放冰箱

不同人群的合理膳食建议

↘ 中青年（职场人士）

28 职场人士如何避免快餐依赖？

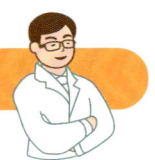

中青年职场人士要避免快餐依赖，保持健康饮食习惯，可以这样做：首先，提前规划好一周的食谱和购物清单；其次，学习简单的烹饪技巧，自己准备饭菜，既健康又经济；再者，携带健康零食，如坚果、水果等，以应对工作间隙的饥饿感；最后，要培养健康的饮食习惯，如定时定量进餐，避免暴饮暴食。另外，也可提前准备健康便当，包含主食、蔬菜和蛋白质，确保营养均衡。若需外食，则应选择有蔬菜、瘦肉和豆制品的套餐，避免油炸和高糖食品。

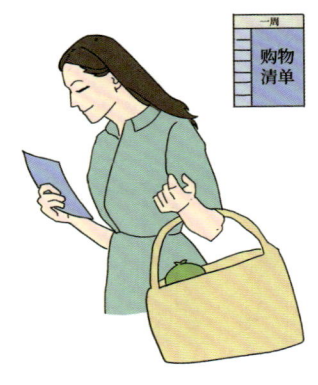

29 如何通过饮食调节睡眠质量？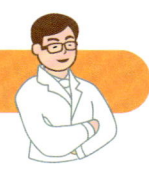

中青年人可通过饮食来调节和改善睡眠质量。建议多摄入富含色氨酸的食物，如牛奶、香蕉、豆腐等，因为色氨酸是合成褪黑素的重要原料，有助于调节睡眠。同时，增加富含维生素B族食物的摄入，如全麦面包、燕麦、瘦肉等，可缓解紧张情绪，促进睡眠。此外，避免晚餐吃得过饱或摄入过多咖啡因和糖分，以免影响睡眠。适量补充镁元素也有助于提升睡眠质量，如坚果、深海鱼等食物。

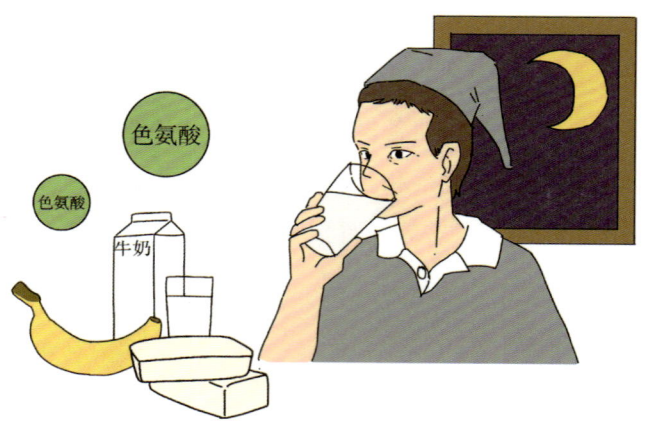

30. 春季中青年应如何调整饮食？

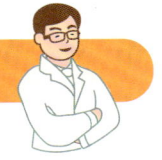

春季中青年应调整饮食以适应季节变化。首先，可增加新鲜蔬菜和水果的摄入，如菠菜、荠菜、草莓等，这些蔬果富含维生素和矿物质，有助于增强免疫力。同时，可适量增加鱼、肉、蛋等高蛋白食物的摄入，为身体提供必要的营养支持。避免过多摄入油腻和辛辣食物，以免加重肠胃负担。此外，多喝水，保持体内水分平衡，有助于缓解春季干燥带来的不适。通过这些调整，可以让中青年更好地适应春季的气候变化。

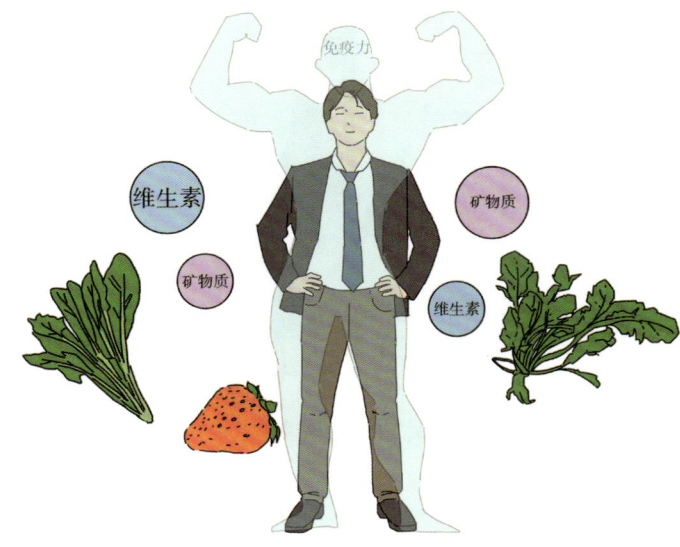

31 如何确保每天摄入足够的膳食纤维?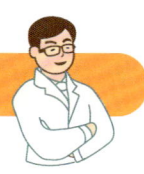

职场人士应确保日常饮食中包含足够的全谷物、蔬菜、水果和豆类,因为这些食物富含膳食纤维,有助于促进肠道蠕动,预防便秘,维持血糖稳定。建议每天至少吃约400克的水果和蔬菜,以及适量的全谷物产品。

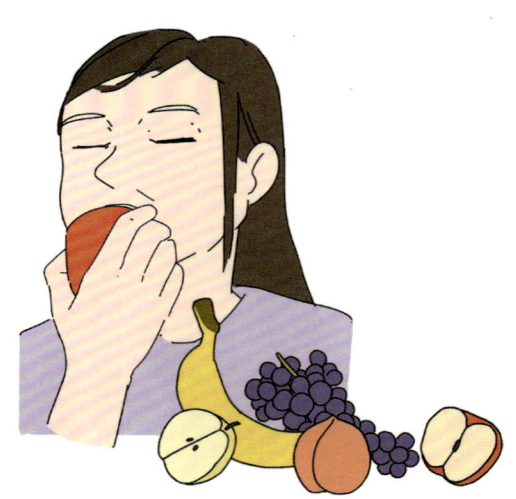

每天至少吃约400克

如何控制每日摄入的油盐量？
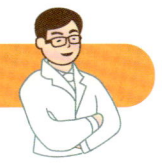

职场人士应学会使用控油瓶和限盐勺，以控制每日摄入的油盐量。烹饪时尽量选择蒸、煮、炖等低脂烹饪方式，减少油炸和煎炒食物。同时，注意减少调味品和腌制食品的摄入，以降低盐分的摄入。

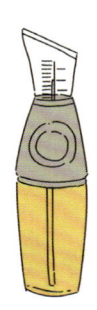
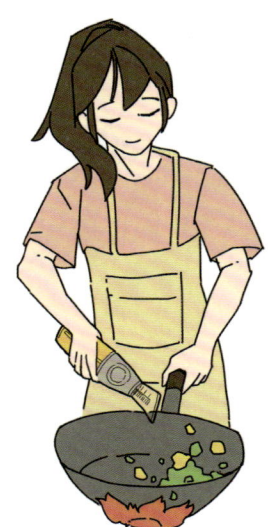
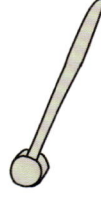

控油瓶　　　　　　　　　　限盐勺

33 如何通过饮食缓解职场压力？

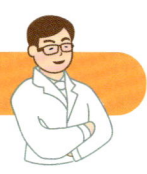

职场人士可多吃富含维生素 B 族和镁的食物，如全麦面包、燕麦、坚果、绿叶蔬菜等，这些食物有助于缓解压力，稳定情绪。同时，还应该保持水分充足，避免脱水带来的疲劳感。

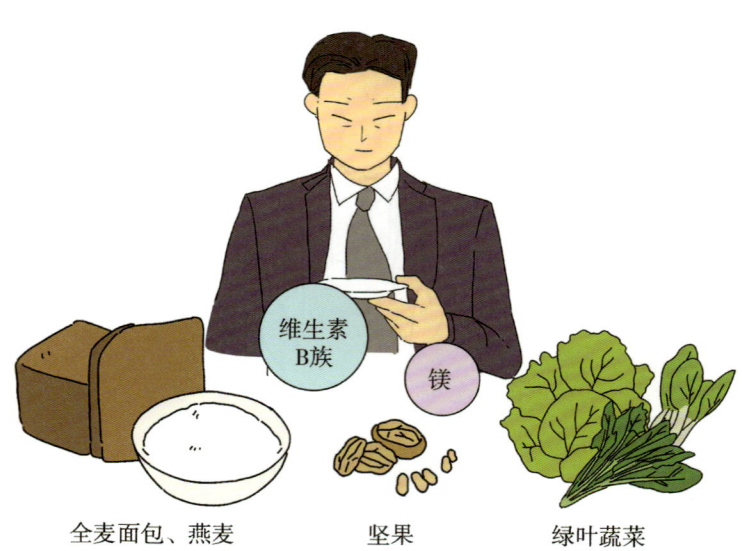

全麦面包、燕麦　　　坚果　　　绿叶蔬菜

34 职场人士如何确保早餐营养均衡?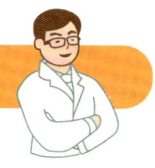

职场人士应重视早餐的营养均衡,早餐应包含优质蛋白质(如鸡蛋、牛奶),可以搭配全麦面包或燕麦片提供的碳水化合物,再加点新鲜水果(如苹果或橙子)补充维生素。这样营养丰富的早餐能为一天的工作注入满满活力。

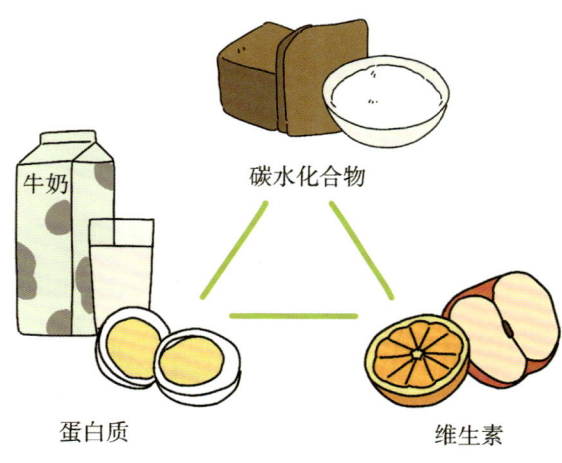

35 如何避免职场中的"隐性饥饿"？

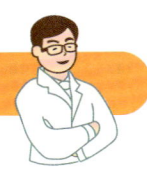

"隐性饥饿"是指营养素摄入不足。职场人士应保持多样化饮食，确保摄入足够的维生素、矿物质和膳食纤维。每周至少吃一次富含 ω-3 脂肪酸的鱼类，如三文鱼或鲭鱼等，以维护心脏健康。

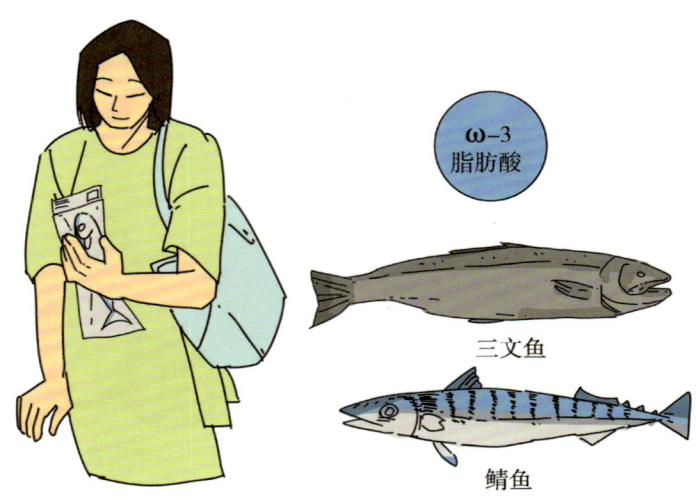

36 职场人士如何合理安排晚餐?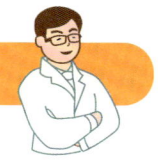

职场人士的晚餐应避免吃得过晚或过饱,以免影响睡眠。晚餐应选择清淡易消化的食物,如蔬菜沙拉、瘦肉粥或清蒸鱼等,搭配适量粗粮,如红薯或玉米。晚餐后可适当散步,促进消化。

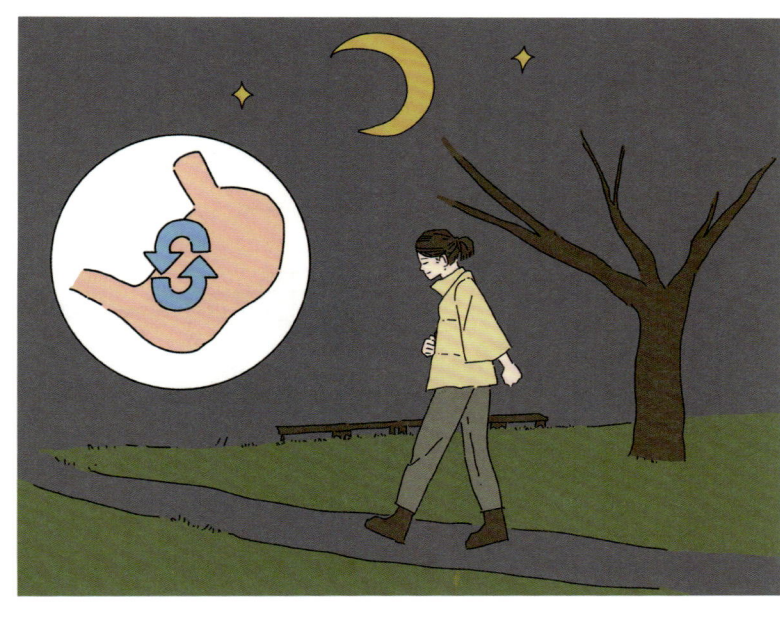

37 如何通过饮食提升职场专注力？

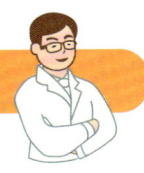

职场人士可多吃富含抗氧化剂和健康脂肪的食物，如葡萄、菠菜、坚果和鱼类，这些食物有助于改善大脑功能，提升专注力。同时，应该保持水分摄入充足，避免因脱水导致的注意力不集中。

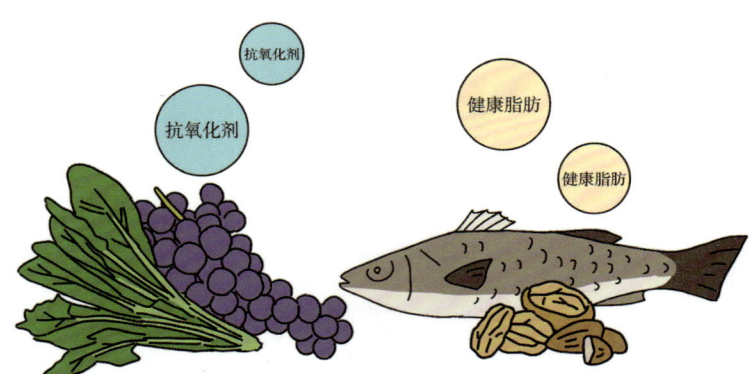

38 职场人士如何预防"过劳肥"?

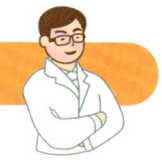

"过劳肥"与职场压力和不健康饮食有关。职场人士应保持规律作息,避免长时间加班和熬夜。饮食上,可选择低热量、高营养密度的食物,如瘦肉、蔬菜、水果和全谷物。同时,应增加运动量,如每天步行 10000 步或每周至少进行 3 次有氧运动。

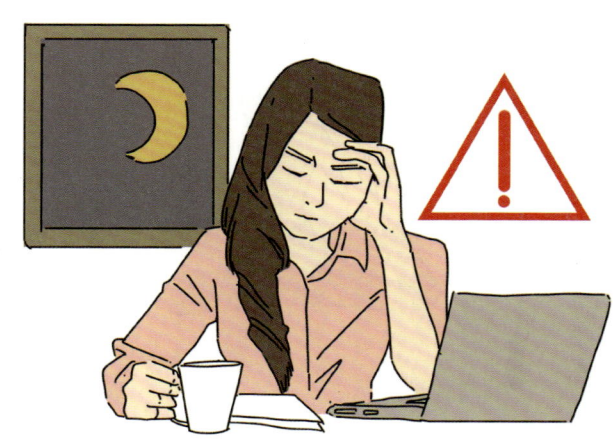

39 如何确保周末饮食的健康与放松？

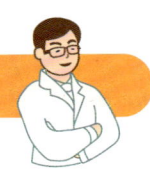

职场人士周末应放松饮食，但并不意味着放纵。可选择与家人或朋友共进午餐或晚餐，在享受美食的同时，注重营养搭配。周末可进行低强度的运动，如散步、瑜伽或骑行等，以促进消化和放松身心。同时，应该避免过量饮酒和摄入高糖食品。

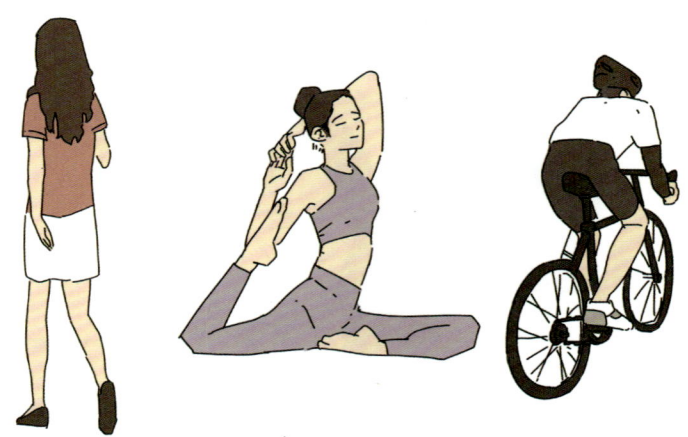

40. 中青年如何通过饮食改善记忆力？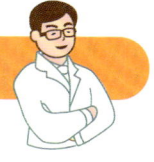

中青年可通过以下饮食改善记忆力：①多吃富含抗氧化剂的食物，如蓝莓、菠菜等，这些食物有助于改善大脑功能；②增加优质蛋白质的摄入，如瘦肉、鱼类等，为大脑提供必要的营养；③补充富含 ω-3 脂肪酸的食物，如三文鱼、鲭鱼等，维护大脑健康；④保持水分充足，避免因脱水导致的记忆力下降；⑤还可适量摄入坚果类食物，如核桃、杏仁等，它们富含不饱和脂肪酸和维生素 E，对大脑健康有益。

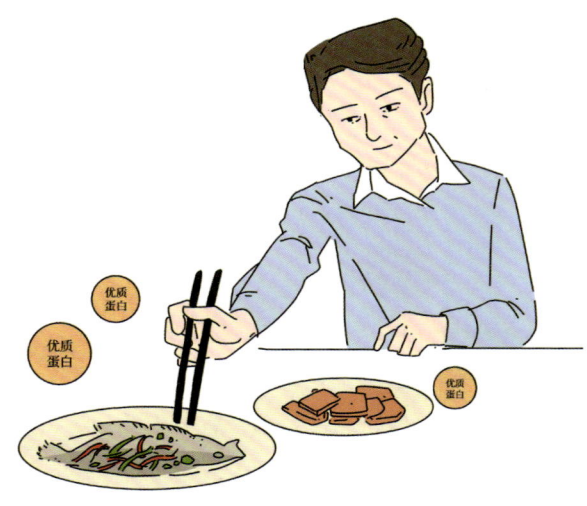

不同人群的合理膳食建议

↘ 特殊人群

41 糖尿病患者如何制定合理膳食计划？

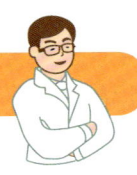

给糖尿病患者制定合理膳食计划，关键在于控制血糖。应选择低血糖指数（GI）食物，如全麦面包、糙米、豆类、蔬菜和水果，避免高 GI 食物如白米饭、白面包、糖果和含糖饮料。同时，适量摄入优质蛋白质如瘦肉、鱼类，控制脂肪摄入，特别是饱和脂肪酸和反式脂肪酸，多摄入膳食纤维，控制碳水化合物摄入量，特别是简单碳水化合物。分餐进食，注意饮食搭配，定期监测血糖，以便及时调整饮食。

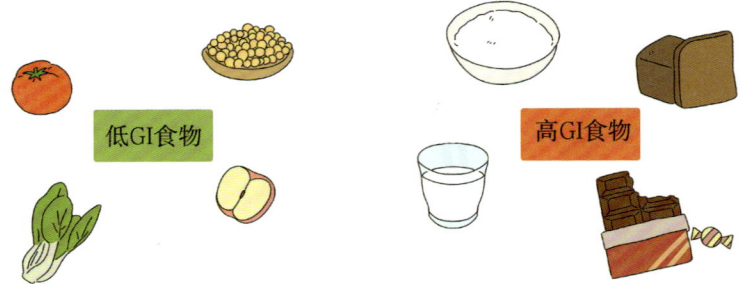

42 高血压患者日常饮食应注意哪些事项？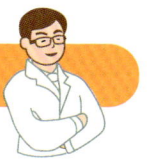

高血压患者日常饮食需限制盐的摄入，正常人建议每日不超过 5 克，高血压患者更严格；控制胆固醇的摄入，选择低脂肪、低胆固醇食品；增加膳食纤维的摄入，如糙米、全麦面包、水果、蔬菜；控制饮酒量，避免过量；选择低脂食品，避免饱和脂肪酸和反式脂肪酸。此外，保持定时、适量的进食和规律的生活方式，有助于降低血压和控制疾病进展。

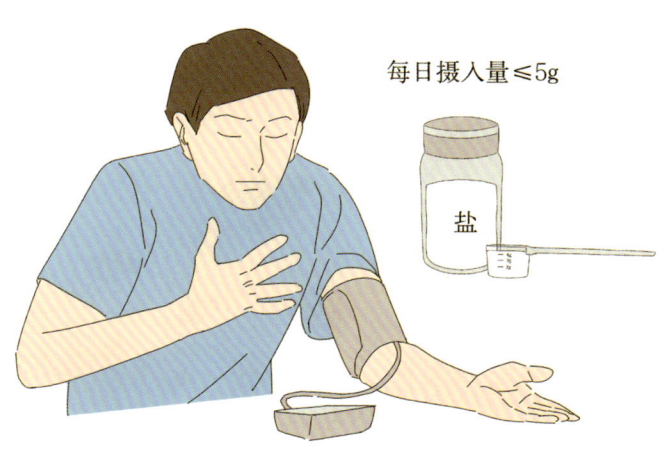

每日摄入量≤5g

43. 孕妇在孕期应如何搭配食物，满足胎儿和母体的营养需求？

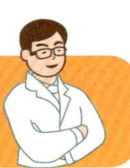

孕妇在孕期为满足胎儿和母体的营养需求，应注重食物品种的多样化与均衡搭配。

首先，应增加优质蛋白的摄入，如瘦肉、鱼类、豆制品和奶制品，这些食物对胎儿组织构建和免疫系统形成至关重要。

其次，要多吃富含叶酸的绿叶蔬菜、豆类和坚果，以及富含铁质的红肉和家禽，还要补充钙质和维生素 D，如奶类、豆类、绿叶蔬菜，这些都有助于胎儿的正常发育。

最后，要控制脂肪和糖的摄入量，避免食用过多深加工食品和糖分高的食物。

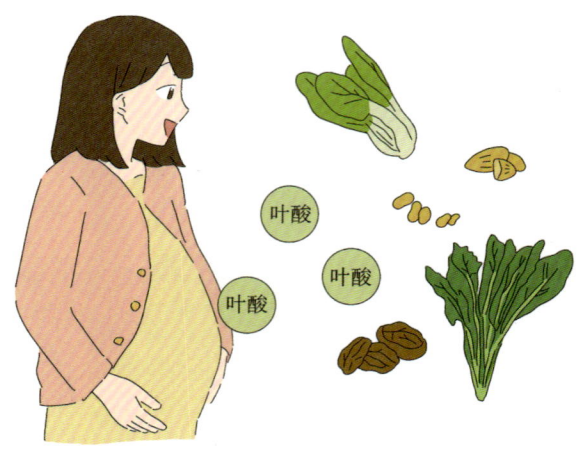

44 素食者如何确保获得足够的蛋白质和其他营养素？

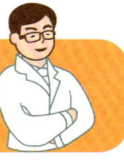

素食者可通过以下方式确保获得足够的蛋白质：选择富含蛋白质的植物性食物，如鹰嘴豆、藜麦、豆腐等；合理搭配食物，如将豆类与全谷类、坚果结合食用，以提高蛋白质利用率；注意铁和维生素C的摄入，如摄入海藻、绿叶蔬菜和某些水果时，可以与富含维生素C的食物一起食用，促进铁的吸收；确保钙的摄入。这可通过食用豆腐、强化豆奶、绿叶蔬菜等食物获取。此外，多样化饮食，尝试各种食物，包括菌菇和藻类，以及合理选择烹调油，必要时考虑营养素补充剂。

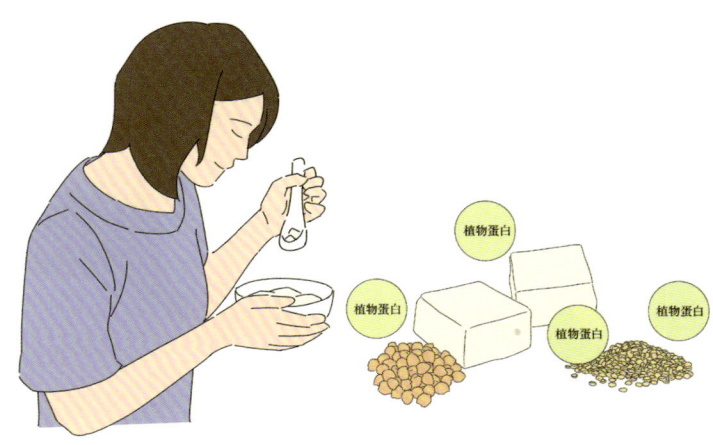

45 肥胖人群如何通过调整饮食来实现健康减重？

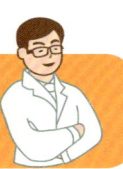

肥胖人群可通过调整饮食结构来实现健康减重。首先，肥胖人群应以清淡食物为主，多吃新鲜瓜果和蔬菜，如苹果、菠菜等，适当吃鸡蛋、牛奶等，避免高脂肪、高热量食物，如炸鸡、汉堡等。吃饭时需细嚼慢咽，避免暴饮暴食。同时，做到荤素搭配，营养均衡，适当吃富含优质蛋白和维生素的食物，如鸡蛋、牛奶、苹果等。此外，肥胖人群应适当进行体育锻炼，如慢跑、打羽毛球等，以促进身体新陈代谢和脂肪燃烧。

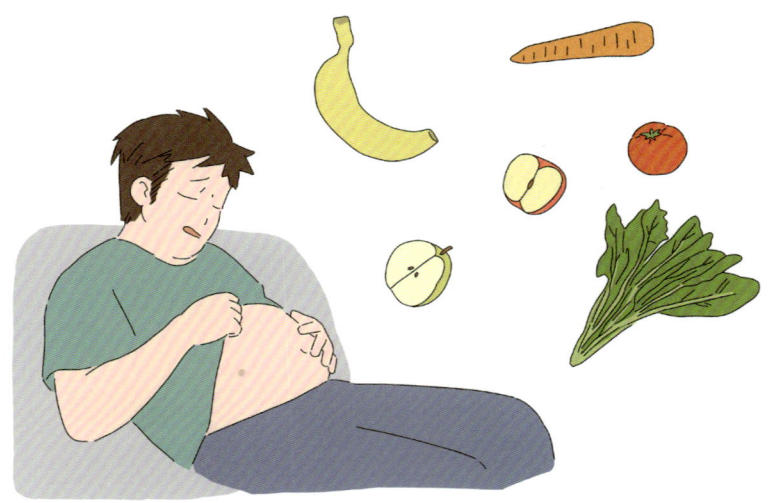

46 运动人群如何通过饮食来补充能量和恢复体力？

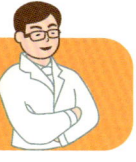

运动人群可通过以下饮食来补充能量和恢复体力：多吃含有淀粉的食物，补充能量；摄入蛋白质或营养元素丰富的食物，如牛奶、鸡蛋、牛肉等，食用这些食物可增强体力；补充维生素 B 族，提高身体的耐久力，加速疲劳的消除，如多吃胡萝卜、菠菜等；运动前后吃点香蕉、喝点盐糖水或葡萄糖水，可迅速补充能量；还可通过吃巧克力、喝功能饮料等方式补充能量。

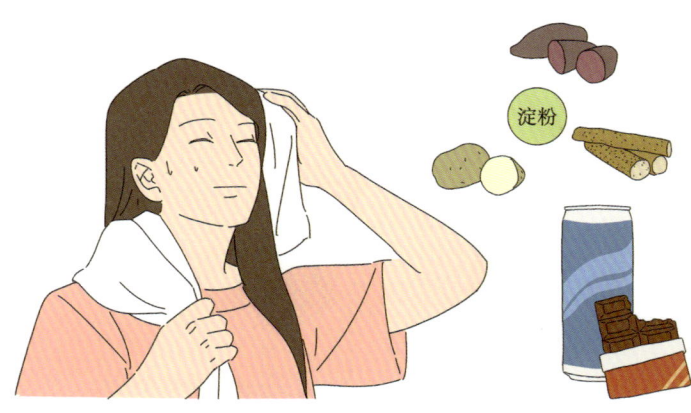

47 如何通过饮食预防骨质疏松？

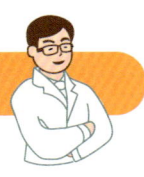

预防骨质疏松，可通过以下饮食实现：多吃富含钙的食物，如牛奶、豆制品、绿叶蔬菜等；适量摄入蛋白质，如瘦肉、鱼类、蛋类等，维持肌肉和骨骼健康；补充维生素D，如晒太阳或吃富含维生素D的食物，促进钙的吸收；增加膳食纤维的摄入，如全谷类、蔬菜、水果等，促进肠道健康，从而有助于钙的吸收；要避免过多摄入精制糖和盐，以免加速骨质流失；保持饮食多样化，确保营养均衡。

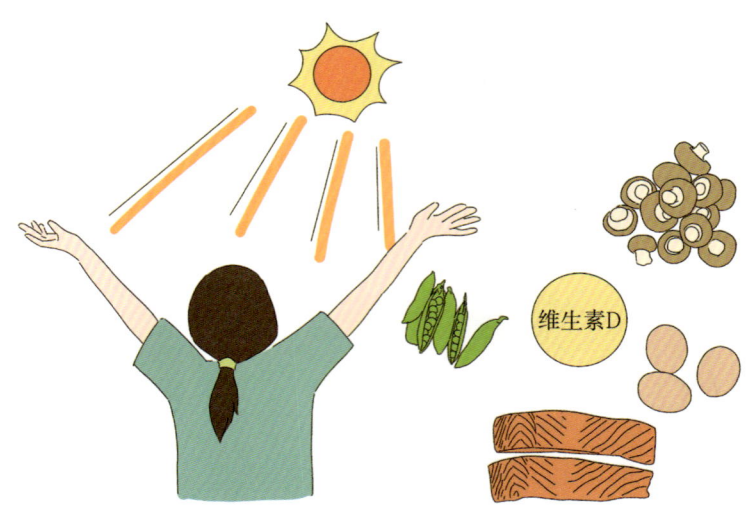

48 过敏体质人群在日常饮食中应注意哪些事项？

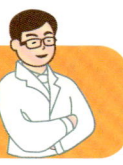

过敏体质人群在日常饮食中应注意以下事项：避免食用已知的过敏原食物，如海鲜、芒果等；谨慎尝试新食物，特别是那些可能引起过敏反应的食物；注意食物的烹饪方式和添加剂，因为有些过敏可能是由烹饪过程中的调料或添加剂引起的；保持饮食均衡，多吃富含维生素和矿物质的食物，增强身体免疫力。如有疑虑，可去医院进行过敏原检测，明确自己的过敏食物。

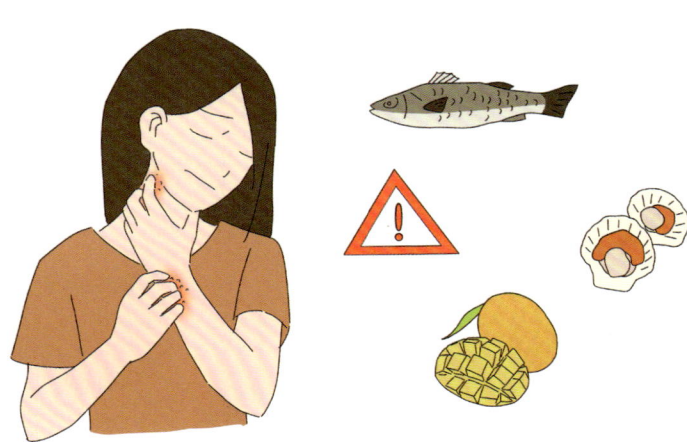

49 如何通过饮食改善肠道健康,促进消化?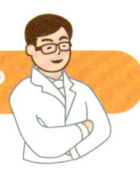

通过以下饮食可改善肠道健康,促进消化:多吃富含膳食纤维的食物,如全谷类、蔬菜、水果等,以促进肠道蠕动;增加益生菌的摄入,如酸奶、泡菜等,从而维持肠道菌群平衡;适量摄入健康脂肪,如橄榄油、鱼油等,有助于肠道健康;保持水分充足,避免便秘;少吃精制糖和高脂肪食物,以免加重肠道负担;此外,还可尝试一些具有润肠通便作用的食物,如蜂蜜、香蕉等。

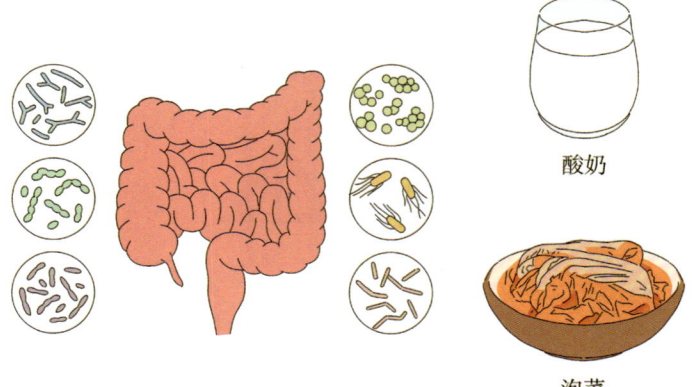

酸奶

泡菜

 ## 如何通过饮食调节情绪，缓解压力？

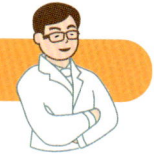

通过以下饮食可调节情绪，缓解压力：多吃富含维生素B族的食物，如全麦面包、燕麦、瘦肉等，有助于缓解压力，稳定情绪；增加抗氧化剂的摄入，如蓝莓、菠菜等，有助于改善大脑功能，改善心情；适量摄入富含镁的食物，如坚果、绿叶蔬菜等，有助于放松神经；保持水分充足，避免因脱水导致的疲劳和情绪波动；同时，保持规律的饮食和作息，有助于调节情绪，缓解压力。

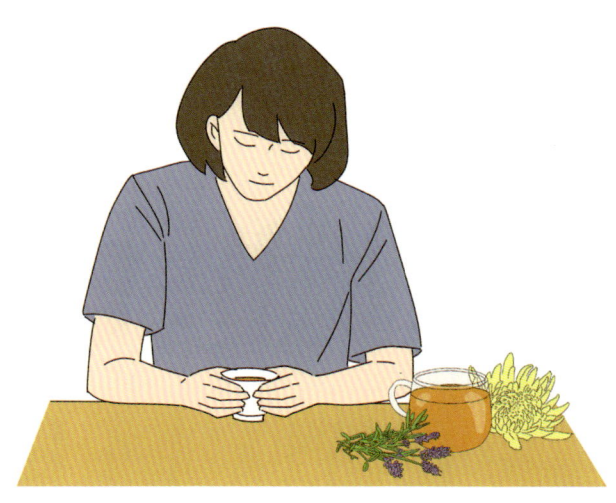

四季合理膳食

51 春季应多吃哪些食物以养肝明目？

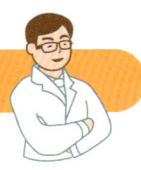

春季养肝明目建议多吃以下食物：枸杞子、菊花、羊肝。此外，还有富含维生素 A 和胡萝卜素的胡萝卜、豌豆苗等蔬菜，以及富含维生素 C 的西红柿、柠檬、苹果、猕猴桃等水果，这些蔬果都有利于缓解眼部疲劳、改善视力。

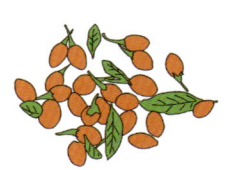

枸杞子

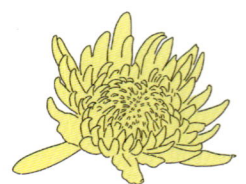

菊花

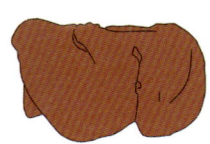

羊肝

52. 夏季如何通过饮食消暑降温，保持身体水分平衡？

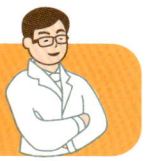

夏季消暑降温，保持身体水分平衡，可通过以下饮食调节实现。

一是多喝水，建议每天至少喝 8 杯水（约 2000 毫升），以补充因出汗而流失的水分。

二是食用含水量高的水果和蔬菜，如西瓜、黄瓜、草莓等，它们不仅富含水分，还能提供丰富的维生素和矿物质。

三是制作清凉的汤品，如绿豆汤、冬瓜汤等，这些汤品既能补充水分，又有清热解暑的功效。

四是饮用荷叶茶、绿茶等茶饮，它们不仅有助于消暑解渴，还可提神清心。

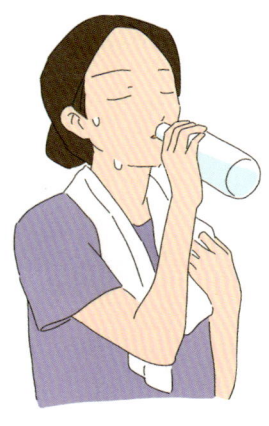
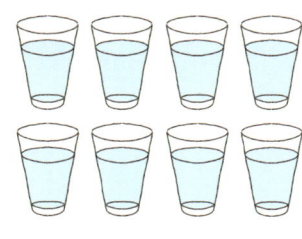

每日摄入量 ≥ 2000 毫升

53 秋季如何通过饮食滋阴润燥,缓解秋燥症状?

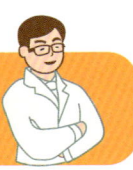

秋季滋阴润燥,缓解秋燥症状,可多吃以下食物。

水果类如柚子、柿子、梨、柑橘等,它们富含水分和维生素,有助于润肺止咳、生津止渴;蔬菜类如山药、莲藕、菠菜等,具有滋阴润燥、清热解毒的功效。

肉类可选择鸭肉、兔肉等,它们性凉,有助于滋阴清热。此外,还可饮用银耳冰糖茶、桑叶玉竹茶等润燥茶,以及食用阿胶、枸杞子等滋阴润燥的药补食材,但需注意应在医生指导下食用。

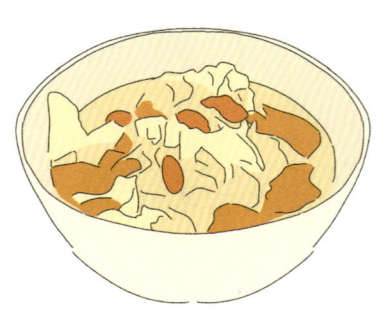

银耳冰糖茶

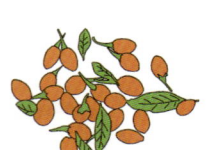

枸杞子

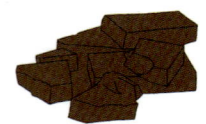

阿胶

54. 冬季如何通过饮食温补身体，增强免疫力？

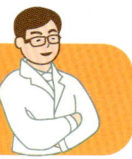

冬季温补身体，增强免疫力，建议多吃以下食物。

一是禽蛋类，如鸡蛋、鸭蛋等，它们富含蛋白质、卵磷脂等营养成分，有助于提高身体免疫力。

二是温补肉类，如羊肉、牛肉等，它们具有温中散寒、益气养血的功效。

三是根茎类蔬菜，如萝卜、洋葱、韭菜等，它们富含维生素和矿物质，有助于增强身体免疫力。

四是坚果类食物，如核桃、杏仁等，它们富含不饱和脂肪酸和维生素E，有助于保护心血管健康，提高免疫力。

五是适量补充蛋白粉等营养补充剂，以满足身体对营养的需求。

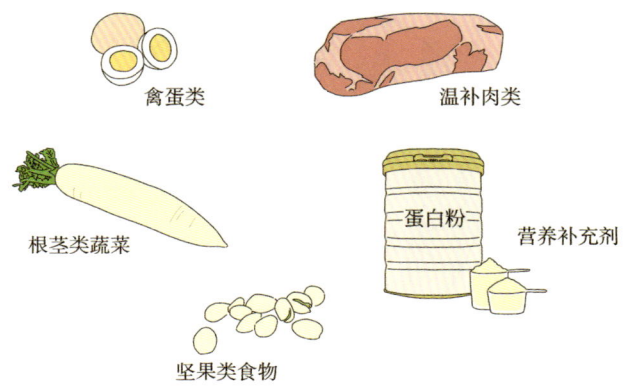

55 中医饮食养生包括哪些方面？

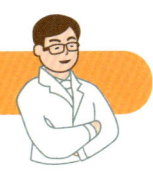

饮食养生又称食疗，是中医养生学的重要组成部分。通过合理而适度地补充营养，以补益精气，并通过饮食调配，纠正脏腑阴阳之偏颇，从而增进健康、延缓衰老。饮食养生主要包括两个方面：

● **食宜清淡** 以五谷杂粮为主食，辅以豆类、蔬菜、瓜果、植物油之类，尽量少食酒肉肥甘之品。

● **食戒偏嗜** 人体要维持正常的生长发育和生理功能，就需要各种不同的营养物质，因此，要合理搭配、摄取各种不同的食物，切忌单调、偏嗜。只有全面的饮食，适量的营养，才能保证人体的生长发育和健康长寿。

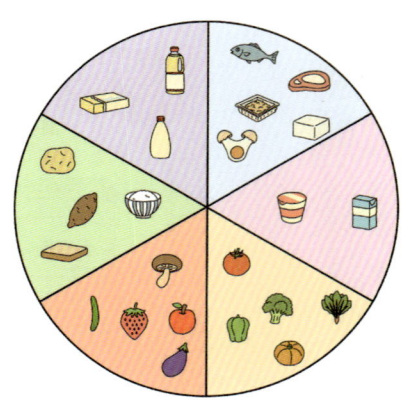

56 什么是食物的寒热温凉属性？

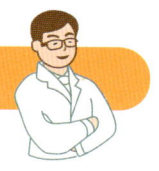

中医养生学认为，食物有寒热温凉属性。如鹅蛋性温、鸡蛋性平、鸭蛋性凉；牛羊肉性温、猪肉性平。如果长期偏食某一类食物可能导致体内阴阳平衡失调。现在常把食物分为温热类、平性类及寒凉类三种。

温热类食物： 羊肉、牛肉、鸡肉、鸽肉、羊奶、牛奶、黄鱼、大枣、桂圆、荔枝、金橘、韭菜、生姜、大蒜、葱、花椒等。

平性类食物： 猪肉、猪肝、鸡蛋、白木耳、赤小豆、豌豆、萝卜、莲子、莲藕、山药、鲫鱼、白菜等。

寒凉类食物： 鸭肉、蜂蜜、海藻、海带、绿豆、冬瓜、西瓜、丝瓜、黄瓜、香蕉、柿子、梨、豆腐等。

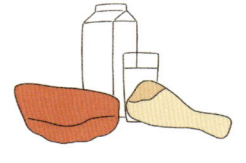

温热类

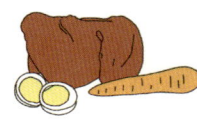

平性类

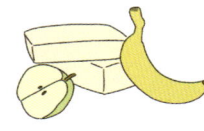

寒凉类

57 中医体质知多少？

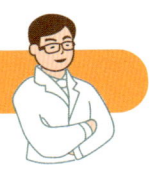

中医体质学说提出，形成不同体质的影响因素有先天因素和后天环境等。体质与发病有很大的关联性，个体体质的特殊性，往往会导致对某种疾病的易感性。根据中医基本理论，可将体质分为九种，分别是平和质、气虚质、阳虚质、阴虚质、痰湿质、湿热质、血瘀质、气郁质、特禀质。如需了解个人体质，可至医院中医科门诊，让专业的中医医师为您进行准确的体质辨识。

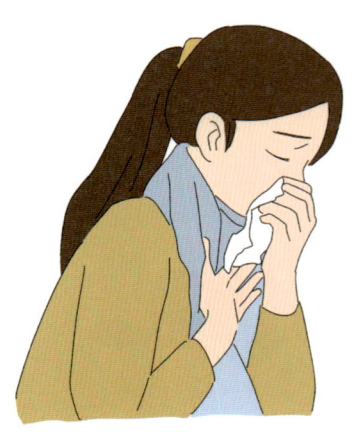

58 平和质人群的饮食调养需要注意什么？

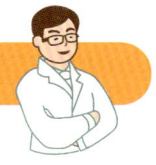

平和质指阴阳气血调和，以体态适中、面色红润、精力充沛等为主要特征的体质状态。饮食上需保证膳食平衡和食物的多样化，不挑食、偏食。

平和质人群在春季宜食辛甘的食物，如韭菜、香菜、豆豉、萝卜、大枣、猪肉等；在夏季宜食清淡的食物，如菠菜、黄瓜、丝瓜、冬瓜、桃、李、绿豆、鸡肉、鸭肉等；在秋季宜食滋润生津的食物，如银耳、杏、梨、白扁豆、蚕豆、鸭肉、猪肉等；在冬季宜食温补的食物，如大白菜、板栗、大枣、黑豆、刀豆、羊肉、牛肉等。

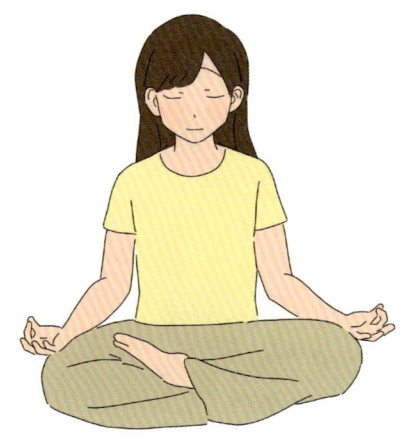

59 气虚质人群的饮食调养需要注意什么？

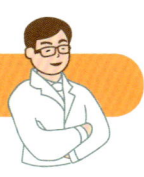

气虚质人群元气不足，常常表现为容易疲乏、气短、自汗等。

气虚质人群饮食宜清淡易消化，可食用营养丰富、有益气健脾作用的食物，如粳米、小米、糯米、扁豆、山药、莲子、红薯、土豆、黄豆、鸡肉、牛肉、兔肉、猪肚、鲢鱼、刀鱼、黄鱼、比目鱼、菜花、胡萝卜、香菇、豆腐等。

药膳可选用：黄芪母鸡汤。

【原料】母鸡1只，黄芪30克，党参20克，适量姜、葱、盐、黄酒。

【制作】将母鸡宰杀，洗净；将母鸡、黄芪、党参、姜、葱放入炖锅内，加水适量，大火烧沸，撇去浮沫，再转小火煮烂鸡，加调味料即可。

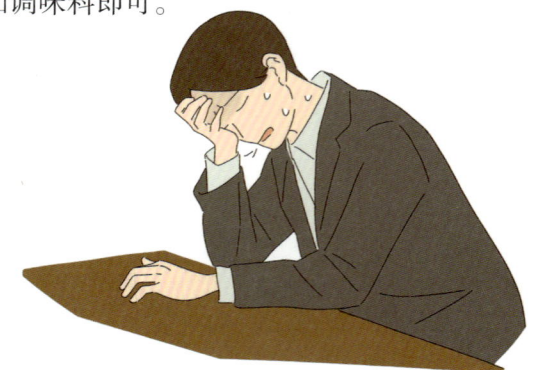

60 阳虚质人群的饮食调养需要注意什么？

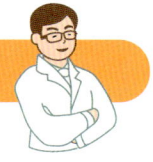

阳虚质人群是指阳气不足的一类人群，常常表现为畏寒怕冷、手足不温等。

阳虚质人群宜适当多吃一些温阳的食物，少食用生冷黏腻之品，即使在盛夏也不要过食寒凉之品。平时可多吃羊肉、猪肚、鸡肉、带鱼、鹿肉、黄鳝、虾、刀豆、核桃、栗子、韭菜、茴香等。

药膳可选用：当归生姜羊肉汤。

【原料】羊肉 500 克，当归 30 克，生姜 20 克，适量盐、黄酒。

【制作】将羊肉洗净切成小块。将小块羊肉加入 1500 毫升水中煮开，撇净浮油血沫，加入当归（用纱布包好）、生姜及适量黄酒。大火烧开后改用小火煲，慢炖 90 分钟，待羊肉酥烂时，取出当归药渣，加入适量盐后即可食用。

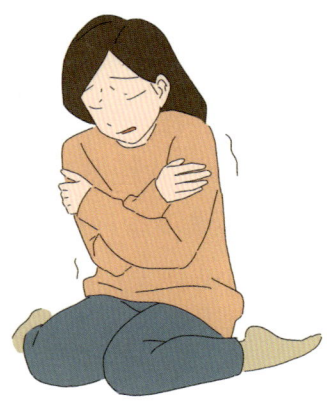

61 阴虚质人群的饮食调养需要注意什么？

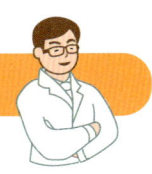

阴虚质人群阴液亏少,常常表现为口燥咽干、手足心热等。

阴虚质人群宜适当多吃一些滋阴补肾的食物,少吃辛辣的食物。平时可选用芝麻、糯米、绿豆、乌贼、龟、鳖、海参、鲍鱼、螃蟹、牛奶、牡蛎、蛤蜊、海蜇、鸭肉、猪皮、豆腐、甘蔗、桃子、银耳等食材。

药膳可选用:沙参玉竹老鸭汤。

【原料】老鸭1000克,沙参50克,玉竹50克,枸杞子20粒,生姜3片,料酒少许,盐适量。

【制作】沙参、玉竹先在清水中浸泡30分钟左右;将老鸭清洗干净砍件,冷水下锅,焯水1~2分钟;将老鸭、玉竹、沙参放入炖锅,一次性加入适量清水,并加入生姜及少许料酒,大火沸腾后转小火煲2个小时;2小时后,加入枸杞子、盐继续炖10分钟即可食用。

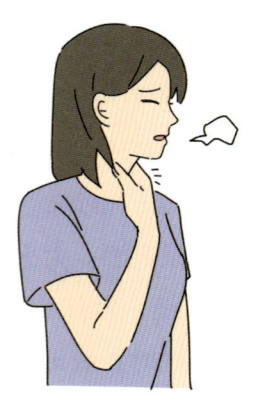

62 痰湿质人群的饮食调养需要注意什么？

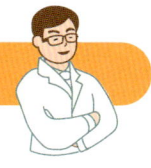

痰湿质人群通常体内痰湿凝聚，常常表现为体型肥胖、腹部肥满、口黏苔腻等。

痰湿质人群饮食宜清淡，尽量少吃肥甘油腻的食物，适当吃一些利水渗湿的食物，如赤小豆、薏苡仁、扁豆、蚕豆、花生、枇杷叶、文蛤、海蜇、胖头鱼、橄榄、萝卜、洋葱、冬瓜、紫菜、竹笋等。

药膳可选用：海带萝卜汤。

【原料】海带 150 克，白萝卜 300 克，鸡肉丝适量，盐、胡椒、酱油、醋各少许。

【制作】将白萝卜去皮，切成片，将海带切成细片。然后将白萝卜、海带放入锅内，在汤中加少许醋，再加鸡肉丝、胡椒、酱油炖煮片刻即成。

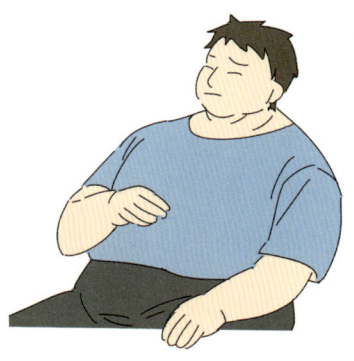

63. 湿热质人群的饮食调养需要注意什么？

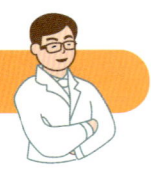

湿热质人群体内湿热内蕴，常常表现为面垢油光、口苦苔黄腻等。

湿热质人群忌食辛辣燥热、大补大热的食物，如辣椒、生姜、大葱、鹿肉、羊肉、酒等。平时可选用清热利湿的食物，如薏苡仁、莲子、茯苓、红小豆、蚕豆、绿豆、鸭肉、鲫鱼、冬瓜、苦瓜、白菜、芹菜、卷心菜、莲藕、空心菜等。

药膳可选用：鲫鱼冬瓜汤。

【原料】冬瓜 500 克，鲫鱼 500g，黄酒 5 克，葱 5 克，姜 3 克，盐 3 克。

【制作】将鲫鱼开膛去杂，洗净，用厨房纸吸干表面的水分；将冬瓜去皮切片，姜切片，葱切段备用。锅烧热，倒油烧热后再放入鲫鱼煎至两面上色定形；把葱、姜放入爆香，倒入足量开水，大火煮 10 分钟；再放入冬瓜继续煮 10 分钟左右；最后调入盐和少许白胡椒粉略煮即可。

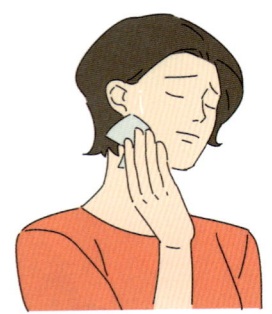

64 血瘀质人群的饮食调养需要注意什么？

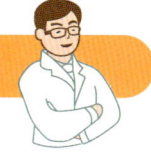

血瘀质人群血行不畅，常常表现为肤色晦暗、舌质紫暗等。

血瘀质人群饮食方面应适当选用具有活血化瘀功效的食物，如黑豆、黄豆、山楂、香菇、茄子、油菜、芒果、木瓜等。

药膳可选用：三七鸡汤。

【原料】老母鸡1只，三七15克，砂仁3克。

【制作】将三七、砂仁，填入已宰杀去毛及内脏的鸡腹内，放入砂锅中，适量加水，先用大火煮沸，后用小火煨至鸡烂熟，除药渣即可。

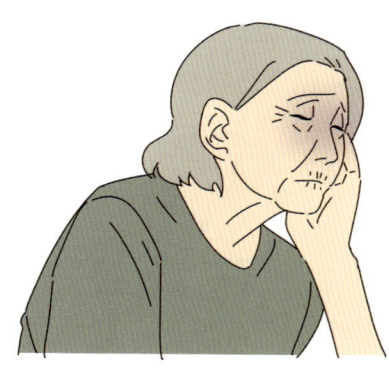

65 气郁质人群的饮食调养需要注意什么？

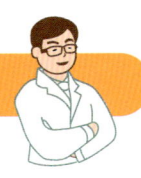

气郁质人群气机郁滞，常常表现为神情抑郁、忧虑脆弱等。

气郁质人群饮食应选用具有理气解郁、调理脾胃功能的食物，如大麦、荞麦、高粱、刀豆、豆豉、柑橘、萝卜、洋葱、苦瓜、丝瓜、菊花、玫瑰花等。

药膳可选用：洋葱炒牛肉。

【原料】洋葱1颗，牛里脊肉500克，料酒、葱、麻油盐、淀粉、醋适量。

【制作】牛里脊肉切丝，加料酒1匙，淀粉1匙，葱丝少许，盐少量，水1匙，麻油少许，腌制约30分钟；洋葱去老皮，洗净，切成丝备用；将腌好的牛肉，用3大匙的油炒，加少许醋，约七分熟，盛起备用；余油烧热，倒入葱段爆香，加入洋葱翻炒数下，再加入炒好的牛肉及调料，拌炒即可起锅。

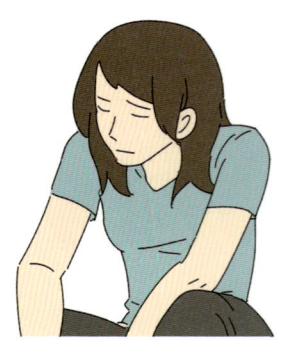

66 特禀质人群的饮食调养需要注意什么？

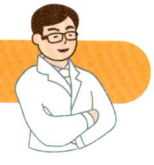

特禀质人群属于过敏体质，以过敏反应等为主要特征。如一过性皮疹伴瘙痒、鼻塞流涕、打喷嚏、呕吐、腹痛、腹泻、咳嗽喘息等。

特禀质人群饮食宜清淡，忌生冷、辛辣、肥甘油腻及各种发物，如酒、鱼、虾、蟹、辣椒、肥肉、浓茶、咖啡等。

药膳可选用：山药糯米粥。

【原料】山药 150 克，糯米 100 克，红糖适量。

【制作】将山药去皮，洗净，切片；再将糯米洗净，与山药共煮粥；粥将熟时，加红糖，再稍煮即可。

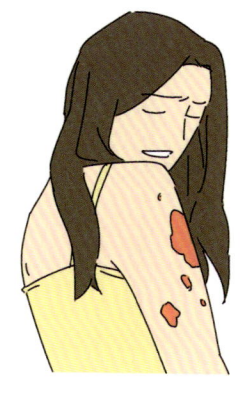

67 "冬令膏方"进补适合哪些人？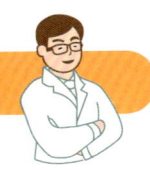

- 体质虚弱或手术、产后及大病、重病、慢性消耗性疾病的人群可以冬令进补膏方，可有效促使体质虚弱者恢复健康，增强体质。
- 老年人群因气血衰退，出现头晕目眩、腰疼腿软、神疲乏力、心悸失眠、记忆减退等情况时，可进补膏方增强体质，延年益寿。
- 工作压力大的亚健康人群，因精力透支，出现头晕腰酸、疲倦乏力、头发早白等情况时，可进补膏方调节阴阳平衡，纠正亚健康状态。

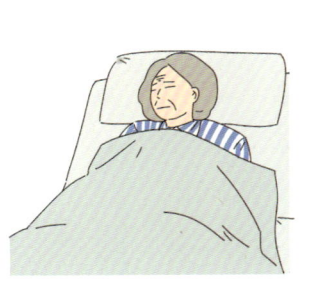 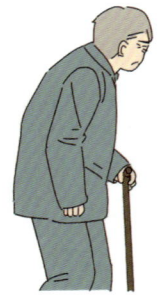 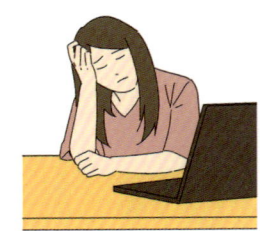

第二讲 科学健身

认识科学健身

1. 科学健身的基本原则是什么?
2. 如何根据个人的身体状况选择合适的运动方式?
3. 如何制定个人健身计划?
4. 有氧运动、无氧运动和柔韧性运动的定义和特点是什么?
5. 运动前后的热身与拉伸有多重要?
6. 运动可能产生的损伤有哪些?
7. 多久锻炼一次最科学?
8. 训练期间,饮食、饮水要注意什么?
9. 跑步会伤膝盖吗?
10. 瑜伽适合所有人吗?
11. 高强度间歇训练效果如何?
12. 健身后多久可以吃东西?
13. 如何克服运动初期的惰性?

不同人群的科学健身建议

- 老年人

14. 老年人适合哪些低强度运动?
15. 老年人运动时应如何预防跌倒?

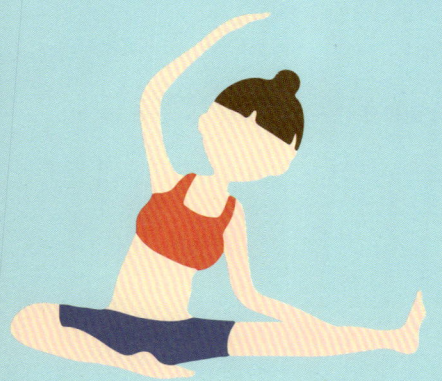

16. 冬季老年人如何进行室内健身?
17. 老年人每天应运动多久?怎么判断运动强度是否合适?
18. 老年人适合力量训练吗?怎么避免运动损伤?

● 儿童
19. 儿童适合哪些有助于身体发育的运动?
20. 如何通过运动提高儿童的免疫力?
21. 儿童每天需要多久的运动时间?
22. 如何确保儿童运动的安全性?
23. 儿童力量训练是否合适?
24. 如何培养儿童的运动兴趣?
25. 儿童运动时的饮食如何安排?
26. 如何评估儿童的运动强度?
27. 儿童运动时应如何补充水分?
28. 如何平衡儿童的学习与运动时间?

● 中青年(职场人士)
29. 中青年如何结合工作与运动,保持身体健康?
30. 如何通过运动改善中青年人的睡眠质量?
31. 春季中青年应选择哪些户外运动?
32. 慢跑、游泳、广场舞、深蹲、俯卧撑时,分别需要注意什么?
33. 职场人士如何保持运动持续性?
34. 如何通过运动缓解工作压力?
35. 如何监测运动效果?
36. 职场人士如何预防久坐带来的健康问题?
37. 如何结合兴趣爱好进行运动?

● **特殊人群**

38. 减脂人群应如何科学运动?
39. 肾脏疾病患者应如何科学运动?
40. 骨质疏松患者应如何科学运动?
41. 脑卒中患者应如何科学运动?
42. 心脏病患者应如何科学运动?
43. 慢性阻塞性肺疾病患者应如何科学运动?
44. 肿瘤患者应如何科学运动?
45. 糖尿病患者应如何科学运动?
46. 颈椎病患者应如何科学运动?
47. 腰椎病患者应如何科学运动?

认识科学健身

1 科学健身的基本原则是什么？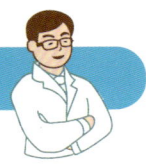

科学健身的基本原则包括个性化、全面发展、适量负荷、持之以恒及合理休息。个性化原则强调的是根据个人的身体状况、健康状况、年龄等因素制订适合自己的健身计划。全面发展原则是要求通过多种运动方式相结合，使身体各部位得到锻炼。适量负荷原则指逐渐增加运动负荷，避免过度运动。持之以恒原则强调长期坚持锻炼，避免短期突击。合理休息原则要求给予身体足够的恢复时间，避免过度疲劳。

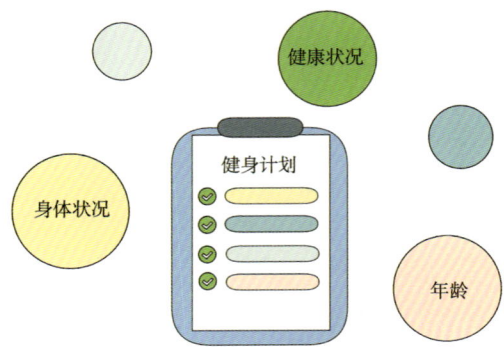

② 如何根据个人的身体状况选择合适的运动方式？

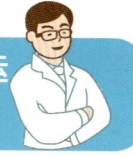

选择运动方式时，需充分考虑个人的身体状况。儿童和青少年应注重全身性、多样性的运动，如游泳、篮球等。成年人可选择有氧耐力训练和适度的力量训练，如慢跑、骑自行车等。老年人应以轻度有氧运动和柔和的力量训练为主，如散步、打太极拳等。对于有特殊健康问题的人群，如心血管疾病患者，应选择低强度、逐渐增加的有氧运动，并在医生指导下进行。

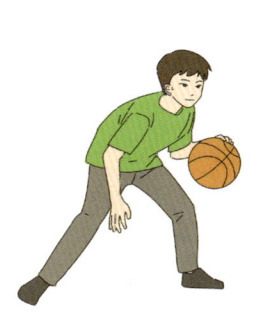
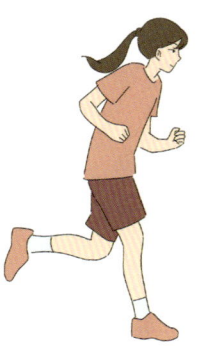
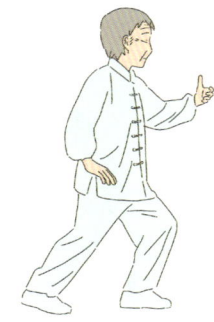

3 如何制定个人健身计划？

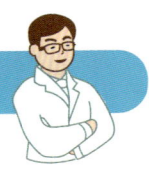

根据个人目标、身体状况和时间安排，制定全面、均衡的健身计划，包括有氧运动、无氧运动及柔韧性运动等。

制定健身计划时需遵循以下原则：①安全评估，先排查心血管、骨骼肌肉等禁忌证；②目标设定，根据健康状况选择减重或增强肌力等具体目标；③循序渐进，从每周3次、每次20分钟低强度开始（如快走、游泳），逐步增加至150分钟/周中等强度运动；④风险规避，糖尿病患者避免空腹运动，高血压患者控制心率，骨关节炎患者选择非负重运动。"运动是良医"，但需个体化、可持续。

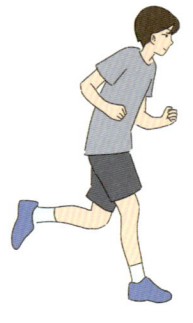
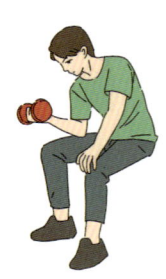
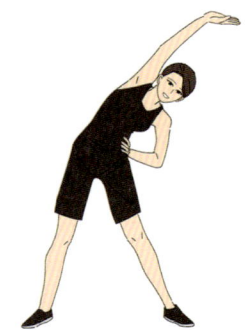

④ 有氧运动、无氧运动和柔韧性运动的定义和特点是什么？

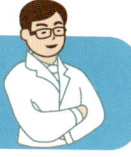

- **什么是有氧运动？**

有氧运动是以有氧代谢提供运动中所需能量的运动方式。有氧运动要求全身主要肌群参与，运动持续时间较长并且是有韵律的。

- **有氧运动有哪些好处？**

有氧运动有利于保持良好的心肺功能，能够增加回心血量，同时还能够增加人体的肺活量。

有氧运动可以预防骨质疏松症，规律及适度的体育锻炼有助于改善骨密度和骨骼质量，并提高肌肉力量和身体协调能力，从而减少个体出现摔倒和骨折的可能性。

有氧运动可增加身体含氧量，改善大脑的血液循环；同时，可刺激大脑中内啡肽的分泌，使身心处于轻松愉悦的状态中。

- **有氧运动有哪些方式？**

有氧运动的方式主要包括步行、慢跑、游泳、自行车、舞蹈、有氧操等。

步行：步行是最简单方便的有氧运动，步伐可以比平常散步快，以加快心率，达到锻炼的目的。可设定每天的初步目标，然后渐渐增加步数，直到达成理想目标。

慢跑：对于初学者，一开始每次慢跑时间控制在10~15分钟，1个月内逐步提升到20分钟。慢跑运动的关键在于坚持，平均1周至少需要3次训练。

游泳：游泳是一项很好的有氧运动项目，不但能锻炼人体的四肢灵活度、身体的平衡能力，而且还能达到塑形的效果。建议每周游泳2~3次，每次40分钟左右。

● 如何制定有氧运动计划？

为了促进健康，提高心肺耐力，建议所有成年人都应进行至少中等强度的有氧运动。推荐每周至少5天中等强度的有氧运动（每天30~60分钟）或每周至少3天较大强度的有氧运动（每天20~60分钟）。建议初练者可以进行小强度到中等强度的有氧运动，再逐渐增加运动量。

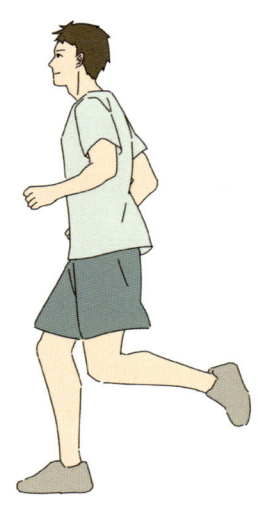

- 什么是无氧运动？

无氧运动是指人体肌肉在无氧供能代谢状态下进行的运动。无氧运动大部分是负荷强度高、瞬间性强的运动，因此很难持续长时间，而且疲劳消除的时间也慢。

- 无氧运动有哪些好处？

（1）无氧运动可以增加肌肉力量和体积。

（2）无氧运动可以有效地增加承重骨的骨量和骨力，从而预防、减缓，甚至逆转骨质疏松病人的骨质流失。

（3）无氧运动可以预防和减轻抑郁、焦虑，还可以增强活力和缓解疲劳。

- 无氧运动有哪些方式？

无氧运动的方式主要有深蹲、引体向上、俯卧撑、仰卧起坐、屈臂悬挂等。

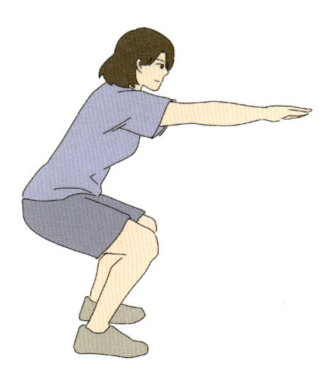
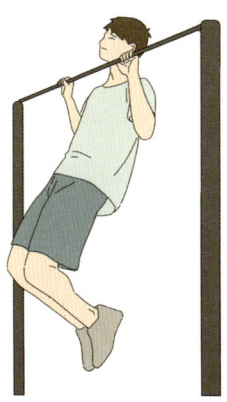

- 如何制定无氧运动计划？

由于无氧运动对于身体的要求更高，因此设定适当的恢复时间及休息是一个关键的要素。建议每周可以进行 2~3 次的无氧训练强度，中间可安排 1~2 天的休息日，进行有氧运动训练。

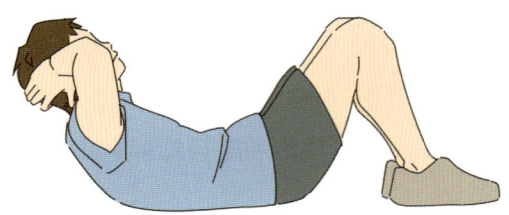

- 什么是柔韧性运动？

柔韧性运动是指提高身体柔韧性、增加关节活动范围和减轻肌肉僵硬程度的运动方式。

- 柔韧性运动有哪些好处？

进行柔韧性运动能帮助我们更好地控制肌肉和关节，提高身体的灵活性和协调性，以及防止突然运动所引起的伤害，也能改善身体的敏捷性和姿态。

- 柔韧性运动有哪些方式？

通过拉长韧带，使关节活动到一定范围；也可通过维持肌肉韧带在拉长状态，从而使关节的灵活性和柔韧性增加。

例如，压腿、马步下压、弯腰摸脚、双肩直臂后伸、体侧拉伸等。

- 如何制定柔韧性运动计划？

频率：至少每周 2~3 次，每个柔韧性练习都重复 2~4 次，每天练习效果最好。

强度：拉伸达到拉紧或轻微不适状态。

时间：静力拉伸保持 10~30 秒。

准备：进行柔韧性练习前，可以通过热身，提高肌肉温度。

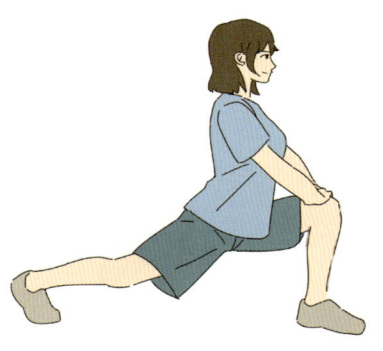

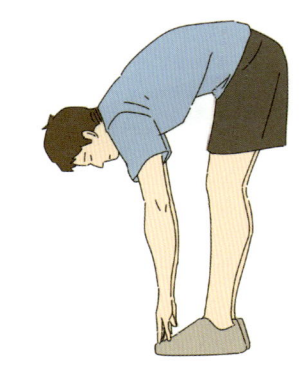

5 运动前后的热身与拉伸有多重要？

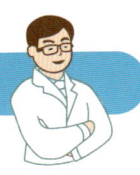

　　运动前后的热身与拉伸对于预防运动损伤、提高运动效果至关重要。热身可以提高肌肉温度，降低运动损伤的风险，同时使身体逐渐进入运动状态。拉伸则能够增加肌肉的柔韧性，提高运动范围，并有助于缓解运动后的肌肉紧张，促进血液循环和恢复。正确的热身与拉伸应个性化，即根据个人的身体状况和运动习惯选择适合的动作，并随着体能的提高可以逐渐增加难度和时间。

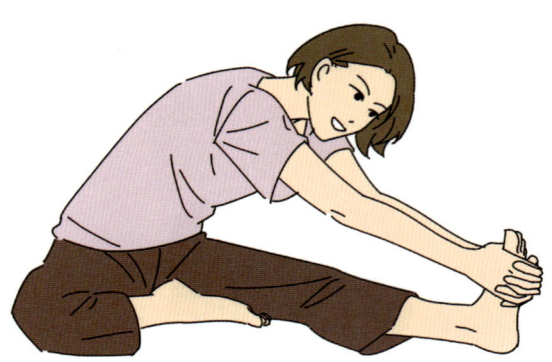

运动可能产生的损伤有哪些？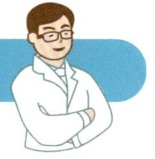

运动可能产生的损伤主要包括扭伤、拉伤、挫伤、骨折等，这些损伤通常会导致患处疼痛、肿胀、活动受限等症状。为避免这些损伤，我们应该采取以下防护措施：在运动前要充分做好热身，提高身体温度和肌肉弹性；了解运动知识，确保采用正确的姿势和动作进行运动；循序渐进地增加运动强度，避免过度运动；运动后要进行适当的拉伸，减少肌肉乳酸堆积；同时，选择合适的运动装备和场地，如佩戴护具、穿合适的运动鞋，以及避免在湿滑或不平整的场地运动。通过这些措施，可以有效降低运动损伤的风险。

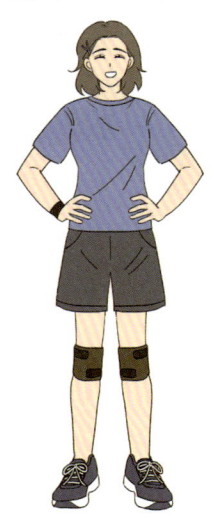

7 多久锻炼一次最科学？

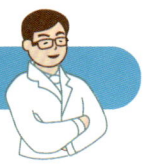

每周至少保持 3~5 次锻炼，每次持续 30 分钟以上，有助于提升心肺功能和保持健康体重。具体可根据个人情况调整，避免过度训练。

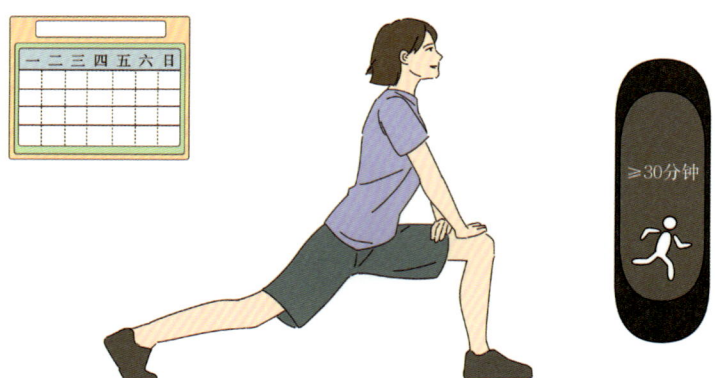

8 训练期间，饮食、饮水要注意什么？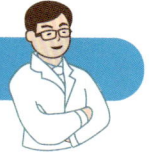

结合有氧运动和力量训练，同时要保证充足的蛋白质摄入，如鸡胸肉、鱼虾等，有助于维持肌肉质量。在运动前、中、后期都要适量补水，以少量多次为原则，长时间高强度运动者可选择运动饮料。

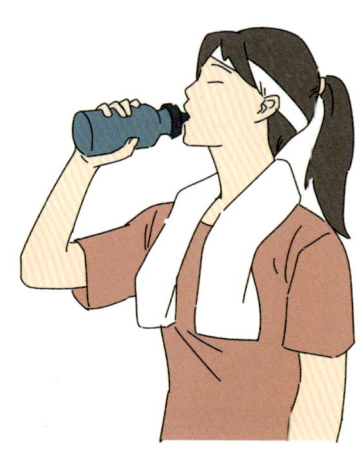

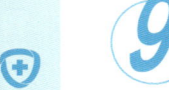

跑步会伤膝盖吗？

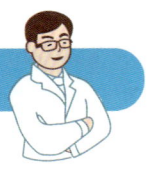

正确的跑步姿势和适量的跑步对膝盖有益，但过量或错误的姿势可能导致膝盖损伤。为了避免伤膝盖，跑步时可以选择合适的运动鞋，另外，加强腿部力量训练也是至关重要的。

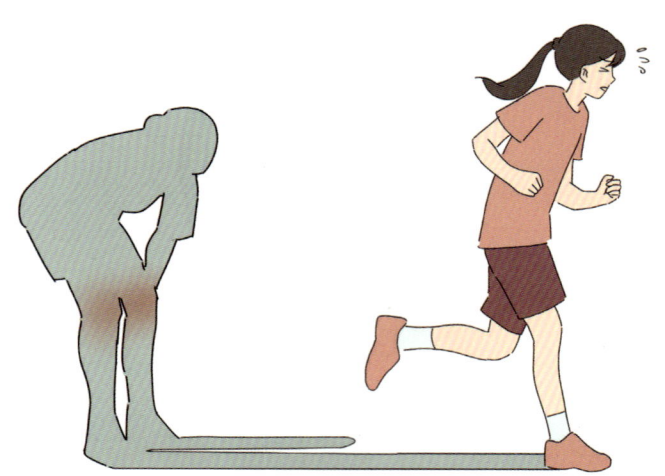

10 瑜伽适合所有人吗?

瑜伽适合大多数人,但对于某些疾病如高血压、心脏病等患者,需在医生指导下进行练习,避免高风险动作。

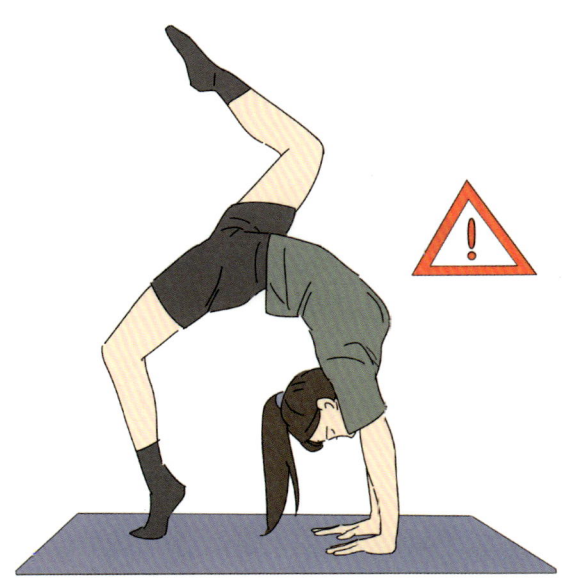

高强度间歇训练效果如何？

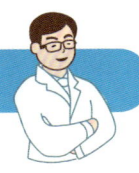

高强度间歇训练（HIIT）能在短时间内燃烧大量卡路里，提高代谢率，适合时间紧迫的健身者，但运动时需注意量力而行，避免过度。

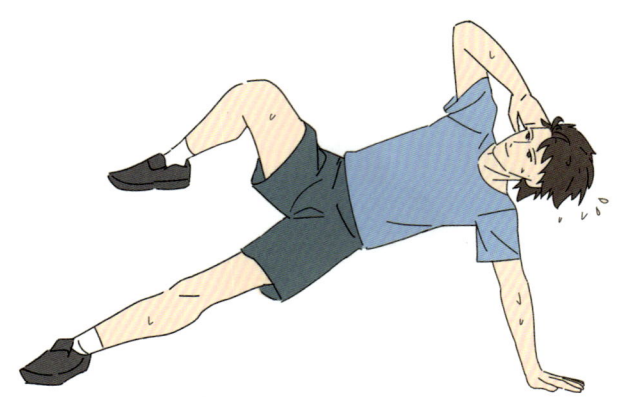

 **健身后多久可以吃东西?**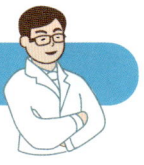

健身后 30 分钟内进食,有助于肌肉恢复和营养吸收,推荐高蛋白、低糖的食物,如鸡蛋白、鸡胸肉。

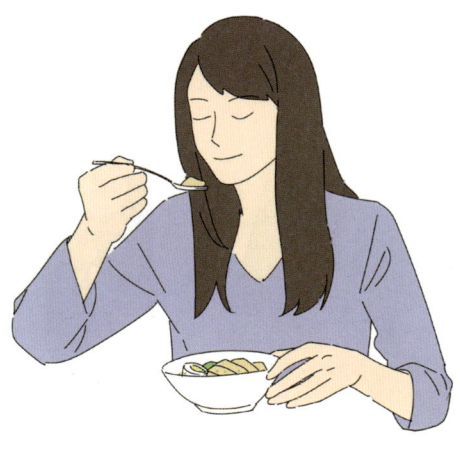 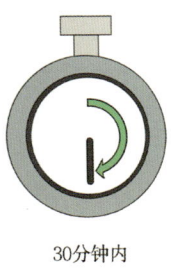

30分钟内

13 如何克服运动初期的惰性?

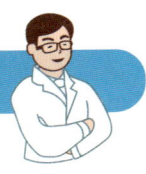

运动前设定明确目标,寻找运动伙伴,选择喜欢的运动方式,并建立固定运动时间,逐渐养成运动习惯。

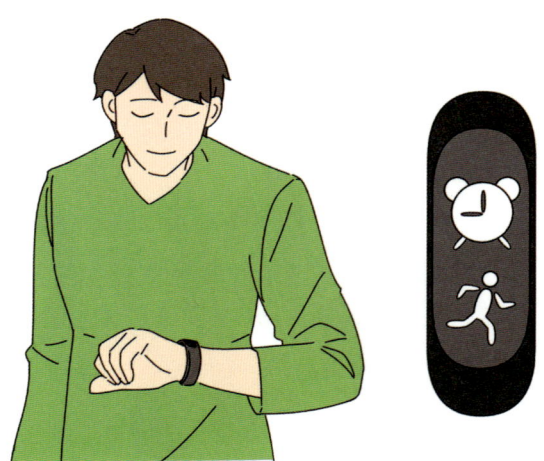

不同人群的科学健身建议

↘ 老年人

14 老年人适合哪些低强度运动？

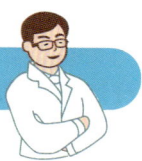

适合老年人的低强度运动包括散步、打太极拳、做瑜伽和普拉提等。这些运动强度适中，不会给身体带来过重的负担，同时有助于增强心肺功能，提高柔韧性，增强肌肉力量和平衡能力，非常适合老年人来保持身体健康和活力。

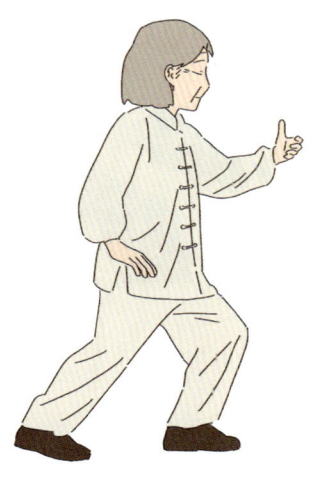

15 老年人运动时应如何预防跌倒？

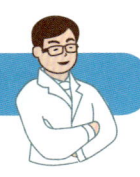

老年人在运动时，可以通过一些平衡练习来防止跌倒，比如单脚站立、踮脚尖、俯身抬腿等，这些动作有助于提高身体的平衡能力。此外，选择合适的运动装备（如防滑鞋），保持运动环境的安全整洁，以及运动前做好热身和拉伸，都有助于降低跌倒的风险。

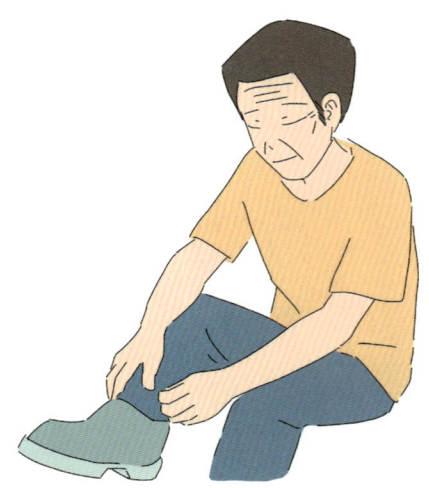

16 冬季老年人如何进行室内健身？

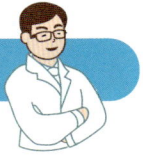

冬季老年人可以在室内进行轻度有氧运动，如踢腿、向前踱步、小幅度的跳跃等，也可以尝试一些手臂和肩部的力量训练，可选择使用小型哑铃或弹力带进行。平衡训练和柔韧性训练也是不错的选择，比如单脚站立、瑜伽等，这些训练有助于提高身体的平衡能力和柔韧性。

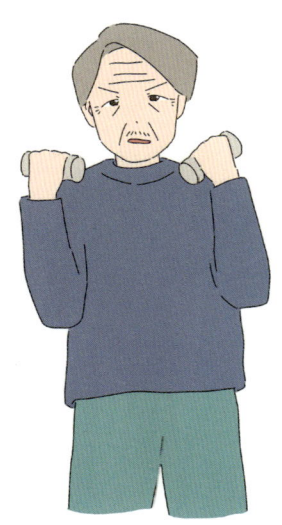

17 老年人每天应运动多久?怎么判断运动强度是否合适?

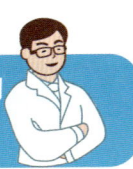

建议每天以 30 分钟至 1 小时的适度运动为宜,可分段进行,避免过度劳累。判断运动强度是否合适的指标可以是,以运动时能交谈但不能唱歌,心率适度增加,无呼吸困难为宜。

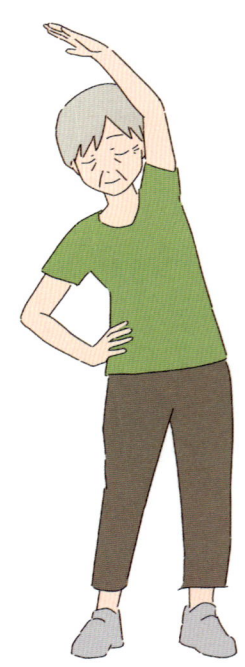

18. 老年人适合力量训练吗？怎么避免运动损伤？

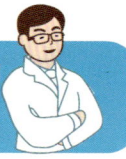

适当的力量训练，如使用轻重量哑铃、握力器、弹力带等训练，有助于增强肌肉力量，提升老年人的肌肉稳定性，保持肢体肌肉功能，从而提高生活质量。但要注意运动前做好热身，选择适合自己身体状况的运动，避免过度伸展。运动时，要选择低冲击力的运动，同时加强关节周围肌肉的力量，如膝盖和髋关节的锻炼。

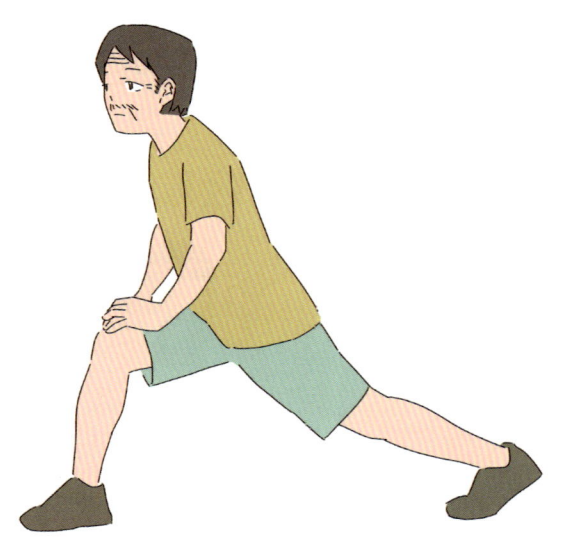

不同人群的科学健身建议

↘ 儿童

19 儿童适合哪些有助于身体发育的运动？

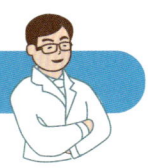

有助于儿童身体发育的运动有多种，如足球、篮球、游泳、跑步、跳绳等。这些运动不仅能增强儿童身体肌肉力量、提高心肺功能，还能促进骨骼生长、改善身体协调性。此外，舞蹈也是一项非常适合儿童的运动，可以锻炼身体灵活性、协调性和音乐感。家长应根据孩子的兴趣和身体状况选择适合的运动项目，并确保运动强度适中，以促进孩子的全面发展。

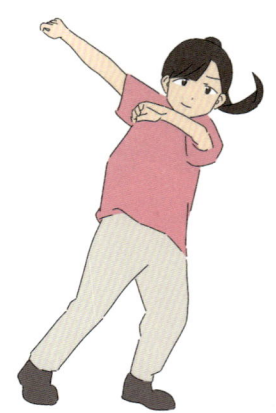

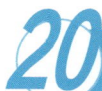

如何通过运动提高儿童的免疫力？

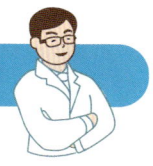

通过适量的运动，如跳绳、踢毽子、拍球等，可以有效增强儿童的免疫力。运动能加速血液循环，促进新陈代谢，提高身体抵抗力。同时，运动还能增强儿童的食欲和睡眠质量，进一步促进身体健康。但家长需注意，运动应循序渐进，避免过度劳累，以免对身体造成负担。

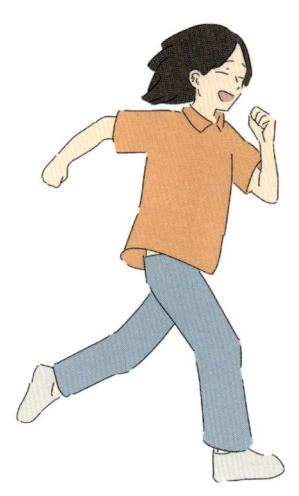
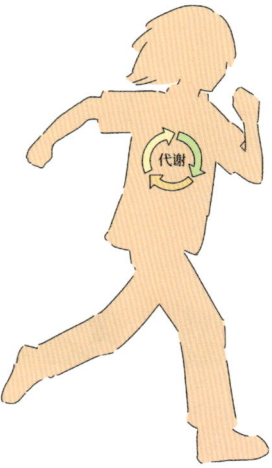

二 科学健身

认识科学健身

不同人群的科学健身建议

老年人

儿童

中青年

特殊人群

21 儿童每天需要多久的运动时间？

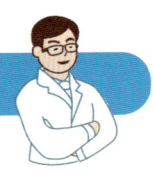

儿童每天至少需要进行 60 分钟左右的中高强度运动，这有助于促进儿童健康成长，并增强免疫力，预防肥胖。

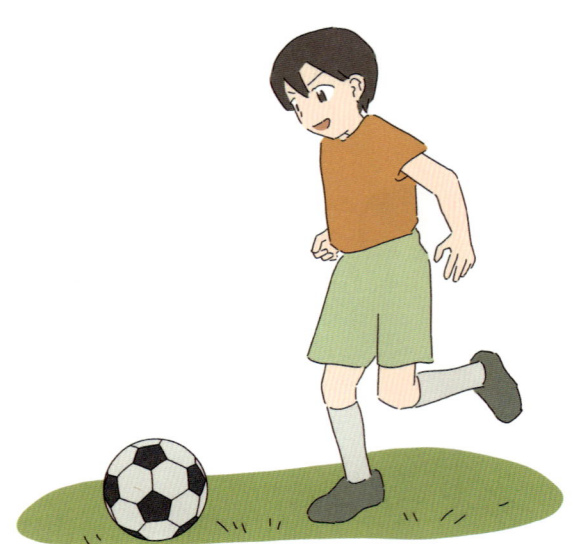

22 如何确保儿童运动的安全性？

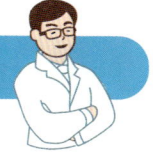

儿童在运动时应该使用合适的运动装备,如头盔、护膝等,同时应避免过度运动,注意运动环境的整洁与安全。

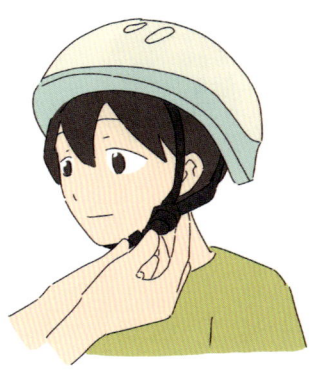
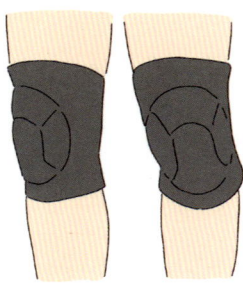

23 儿童力量训练是否合适？

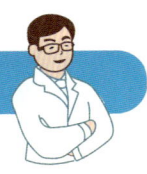

适量的力量训练对儿童身体健康是有益的，如俯卧撑、深蹲等，有助于增强儿童肌肉力量和骨骼健康，但需避免过度训练。

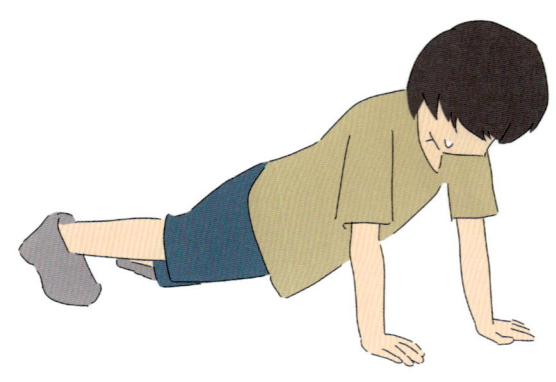

24 如何培养儿童的运动兴趣？

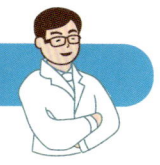

通过游戏化的运动方式，如设置有趣的运动挑战，鼓励儿童参与，同时让儿童尝试多种运动，从而找到自己喜欢的类型。

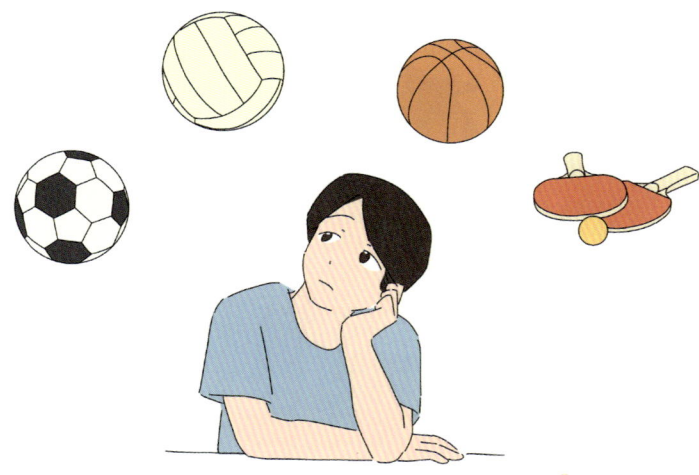

25 儿童运动时的饮食如何安排？

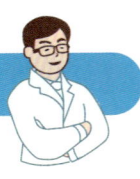

儿童运动前后应适量补充能量，可以摄入水果、坚果等，但要避免过饱或过饿，同时保持饮食均衡，提供足够的营养支持。

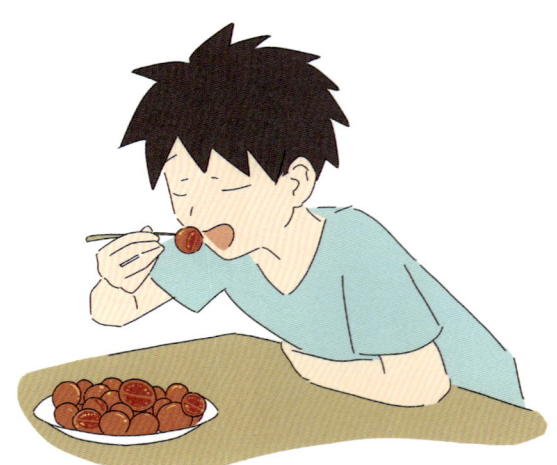

26 如何评估儿童的运动强度？

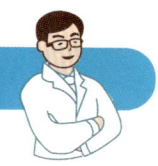

在评估儿童的运动强度时，可以观察他们的呼吸频率和心率，同时询问他们的疲劳感受，以确保运动强度适中。

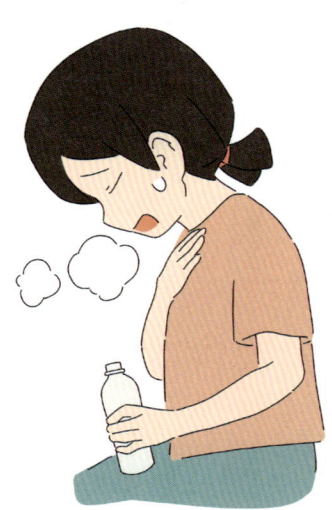

27 儿童运动时应如何补充水分？

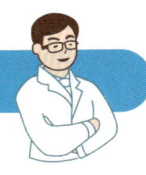

儿童运动时应适量补充水分，避免脱水，长时间、高强度运动后可以少量饮用运动饮料以补充电解质，但需避免过量。

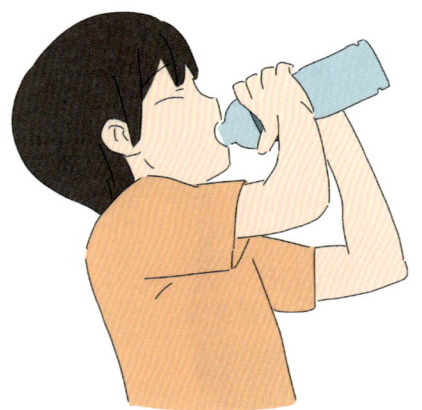
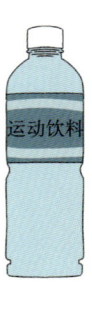

28 如何平衡儿童的学习与运动时间？

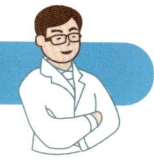

合理安排儿童的学习和运动时间，确保两者兼顾，可以选择在课后或周末安排固定的运动时间，以培养儿童的运动习惯。

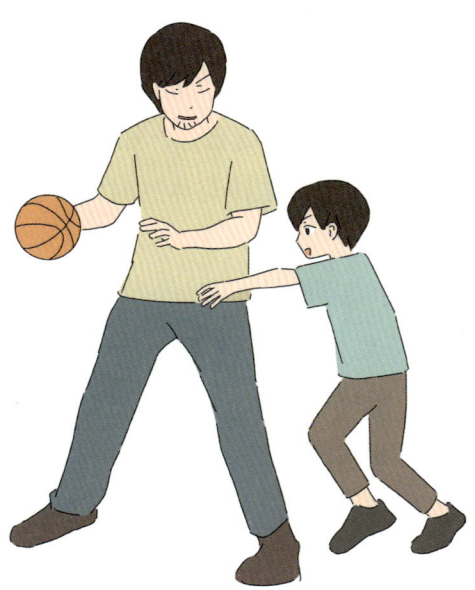

不同人群的科学健身建议

→ 中青年（职场人士）

29 中青年如何结合工作与运动，保持身体健康？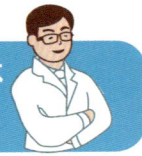

中青年职场人士可通过以下方式结合工作与运动，保持身体健康：①设立明确的健康目标，如每天保持30分钟以上的体育锻炼；②合理安排工作与休息时间，避免长时间连续工作，可采取"番茄工作法"等方式适时休息；③利用碎片时间进行运动，如步行或骑行上班，午休时间做简单健身操；④定期进行体育锻炼，如每周安排固定的时间进行有氧运动、力量训练或瑜伽练习。此外，保持合理饮食、充足睡眠和心态平衡也是非常重要的。

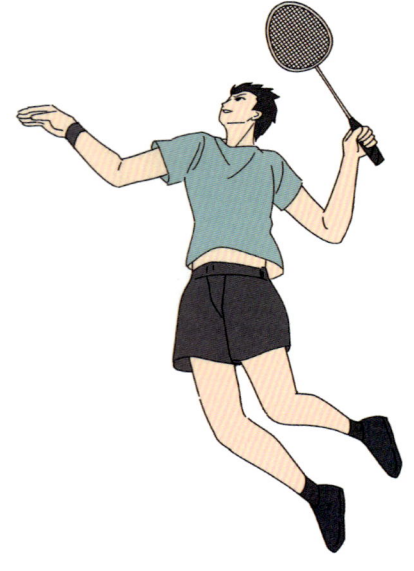

如何通过运动改善中青年人的睡眠质量?

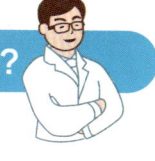

中青年人可通过适量运动来改善睡眠质量,特别是进行有氧运动,如快走、跑步、游泳等,每周至少运动150分钟,可有效提高代谢率、促进血液循环、缓解压力、帮助大脑和身体放松,从而有助于身体进入更深层次的睡眠。同时,做瑜伽和打太极拳等也有助于放松身心,改善睡眠质量。

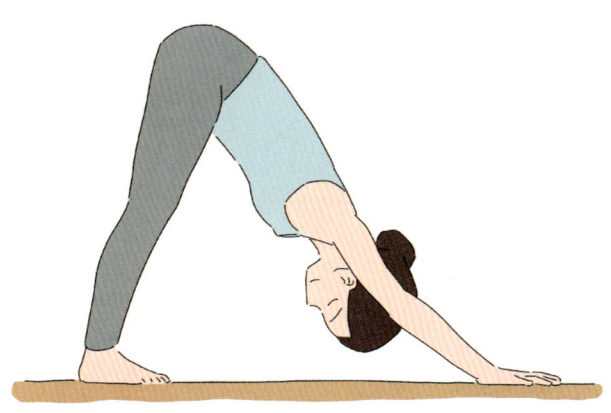

31 春季中青年应选择哪些户外运动？

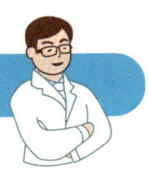

春季中青年可选择多种户外运动，如骑行，既能锻炼身体，又能享受自然风光；徒步，有助于提高心肺功能和身体协调性；飞盘，集社交娱乐与运动于一体，适合团队互动；攻防箭，结合传统弓箭与团队合作，增强策略与沟通能力；这些运动不仅能强健体魄，还能增进友谊、提升团队的协作能力。

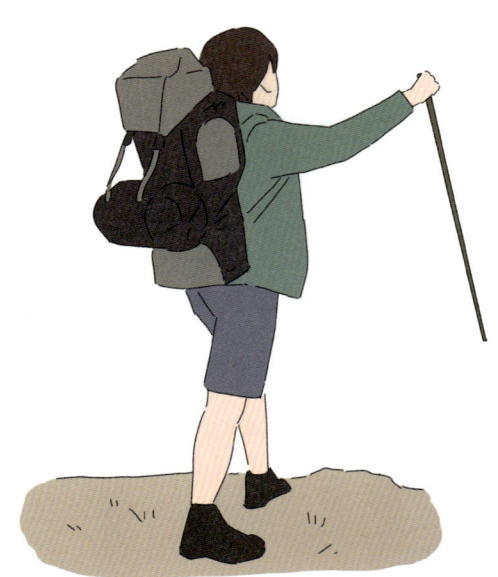

32 慢跑、游泳、跳广场舞、深蹲、俯卧撑时，分别需要注意什么？

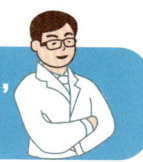

● 慢跑

（1）头肩稳定、身体自然挺直：跑步过程中，头部和肩部应该保持稳定。两眼应注视前方，肩部适当放松。转头的时候需要特别小心，通常是从脖子以上部分转动，要避免身体的扭转。身体不要弯腰驼背或刻意挺直。

（2）轻轻握拳、前后摆臂：跑步过程中，双手应自然轻握。保持肘部弯曲约 90 度角。在跑步过程中应尽可能放松手臂，同时保持与腿部运动的步幅一致。在跑步过程中，手向上摆动到和胸骨齐平的位置，向下摆动带到腰带位置。

（3）步伐短小、正前方向：跑步过程中，步伐不用太大，身体同时前倾，以足中部着地，以减缓脚部受地面的冲击力。大腿迈向正前方。

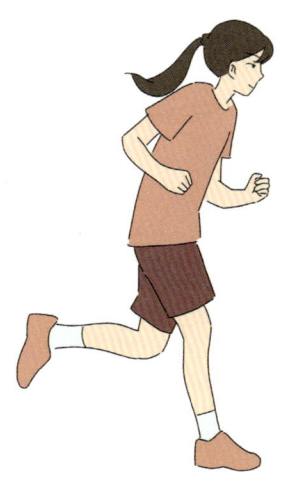

二 科学健身

认识科学健身

不同人群的科学健身建议

老年人

儿童

中青年

特殊人群

- 游泳

(1)注意不能在空腹或过饱的情况下游泳,一般在饭后1小时后可进行游泳。每次游泳一般建议40~60分钟,初学者每次游泳时间不要超过30分钟。

(2)游泳前应该做好热身,再用冷水淋淋身体,等到身体适应水温后再下水。游泳过程中应佩戴帽、镜、耳塞。

(3)患有一些疾病的患者,如肠道、呼吸道传染病,沙眼,急性结膜炎,病毒性肝炎,皮肤癣疹,中耳炎,心脏病等,有癫痫史、皮肤有伤口时不能游泳,以保护自身和他人健康。

(4)要选择有正规资质的游泳场所。避免去野外河流、大海及水库游泳。

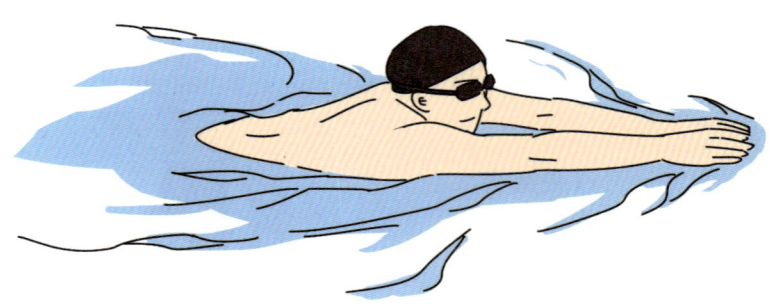

- 广场舞

（1）热身和整理活动：跳广场舞前应进行5到10分钟热身。跳完舞后，做一些舒缓、放松的整理活动后再回家。

（2）跳广场舞的时间不宜过长：每次跳广场舞的时间不要超过60分钟，轻度出汗为宜。

（3）避免大幅度动作：中老年人跳广场舞时尽量选择动作幅度小、难度小、强度小的舞蹈动作，不要做幅度过大、冲击力大的动作，如下蹲、弯腿、起跳、扭颈等，以避免损伤关节。

（4）物品和场地准备：最好穿着棉质衣物活动、适合跳舞的鞋子，同时准备一件外套，出汗及时擦汗穿衣。出汗多的话，需要及时补充水分。尽量选择宽阔平坦的场地跳广场舞。

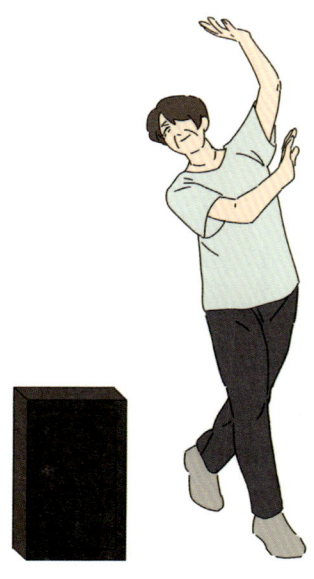

- 深蹲

(1)双脚打开与肩同宽站立,脚尖朝前(或微微朝外30度),此为初始动作。

(2)吸气,核心(腹部、下背部、臀部)发力,臀部后沉(像坐椅子一样往下坐),臀部一直下沉到大腿与地面平行后暂停,两只手放在背后。

(3)呼气,核心发力并缓缓回到初始动作,两只手臂向上面高举。

(4)上半身抬头挺胸保持挺直、臀部下坐过程中,膝盖朝向脚尖的方向,但不能超过脚尖,重心平均分布在双脚间,保持相对缓慢的速度。

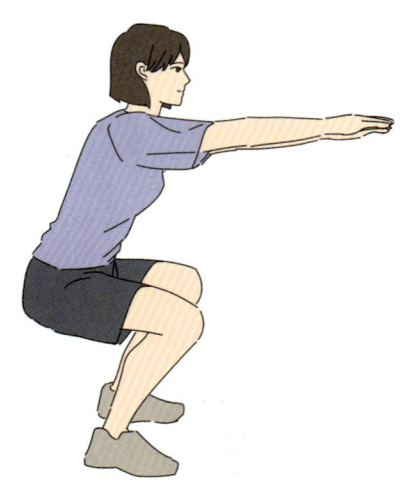

- 俯卧撑

（1）身体必须保持从肩膀到脚踝呈一条直线，双臂应该放在胸部位置，两手相距略宽于肩膀。

（2）做俯卧撑时，应该用2~3秒的时间来充分下降身体，最终胸部距离地面应该是2~3厘米距离；然后，要马上用力撑起，回到起始位置。

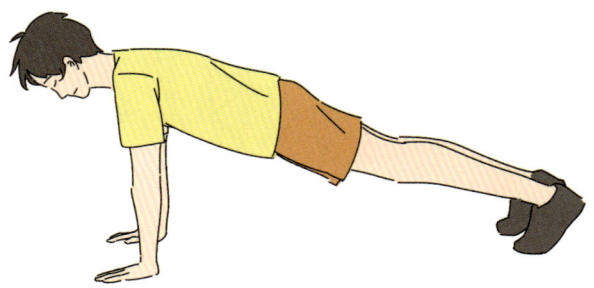

33 职场人士如何保持运动持续性？

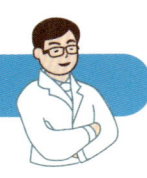

设定可实现的目标，找到运动伙伴，共同坚持，同时利用科技手段记录运动数据，激励自己不断进步。

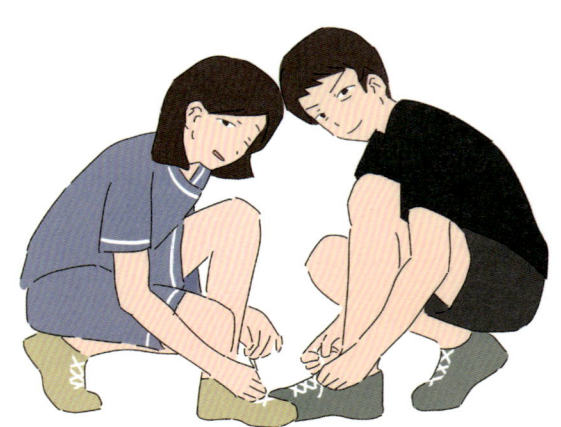

34 如何通过运动缓解工作压力？

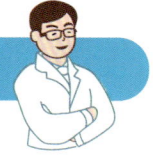

选择能够放松身心的运动，如瑜伽、冥想等，这类运动有助于降低心率、缓解紧张情绪，提高抗压能力。

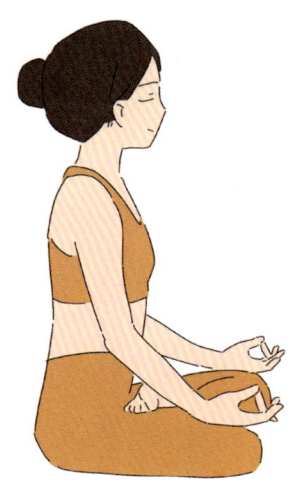

35 如何监测运动效果？

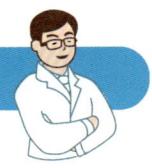

利用智能手环、手机运动应用程序等工具监测心率、步数、睡眠等数据，定期评估运动效果，调整运动计划。

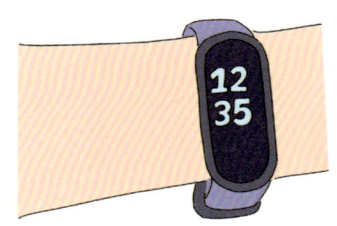
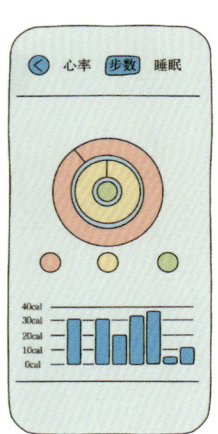

36 职场人士如何预防久坐带来的健康问题？

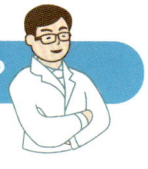

对于久坐的职场人士，应定时起身活动，如做伸展运动、深呼吸等，这有助于缓解久坐带来的肌肉僵硬、血液循环不畅等问题。

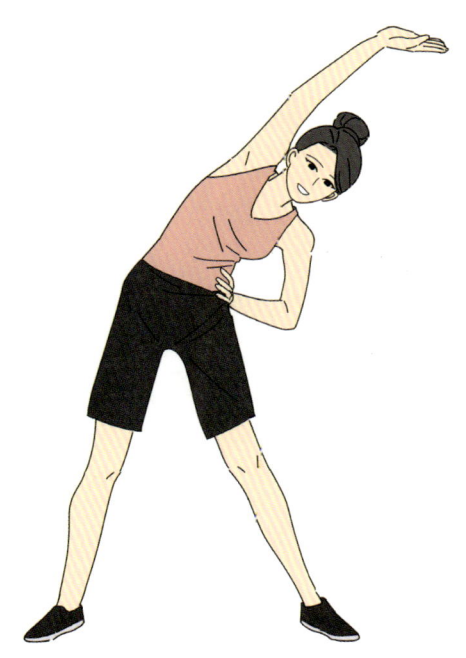

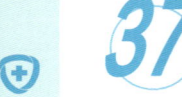

37 如何结合兴趣爱好进行运动？

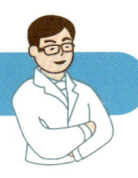

可以将运动与兴趣爱好相结合，如参加篮球俱乐部、舞蹈班等，既能锻炼身体，又能享受运动带来的乐趣，提高运动积极性。

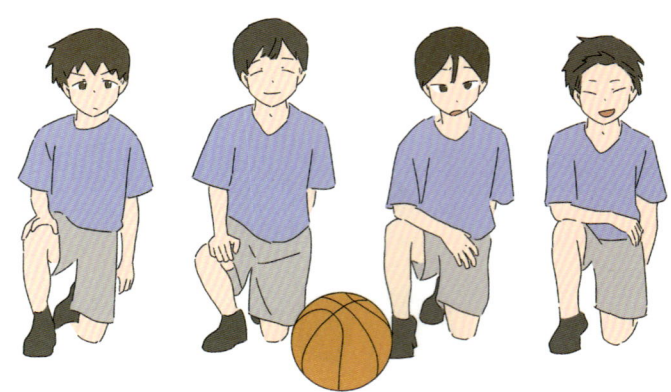

不同人群的科学健身建议

↳ 特殊人群

38 减脂人群应如何科学运动？

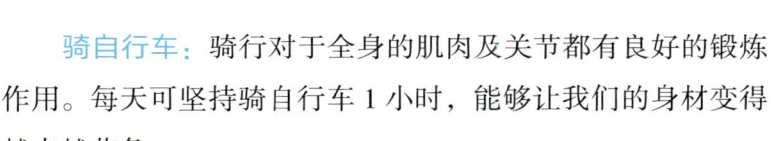

骑自行车：骑行对于全身的肌肉及关节都有良好的锻炼作用。每天可坚持骑自行车1小时，能够让我们的身材变得越来越苗条。

游泳：游泳是一种很好的全身性运动，游泳不仅可以瘦身塑形，还可以提高心肺功能。

跑步：每天早上坚持跑步半个小时以上，可以有效加快人体的新陈代谢，从而起到减肥瘦身的效果。

跳绳：跳绳运动可以有效地锻炼全身的灵敏度和协调性。跳绳能在短时间内消耗脂肪，使肌肉紧实，特别是对于消除臀部、腰部和大腿上多余的脂肪有很大益处，从而达到减肥的目的。

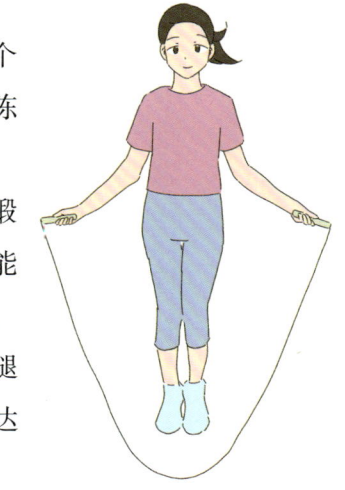

39 肾脏疾病患者应如何科学运动？

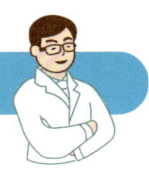

肾脏疾病患者运动时需要量力而行、循序渐进、持之以恒。对于体质较差的初始运动患者，可以从每天运动10分钟开始，再逐渐增加运动时间与运动强度。肾脏疾病患者可选择以下运动。

太极拳：太极拳是传统医学中进行养生保健的一项重要手段。长时间练习太极拳能平衡气血、促进消化和新陈代谢、强健全身等。

八段锦：八段锦是中医利用形体活动结合呼吸提出来的健身方法，常练八段锦能舒展筋骨、疏通经络，并且与呼吸相配合，起到防病、治病的效果。

散步：散步有利于心脏、关节，促进全身代谢，强身健体，减少疾病，延年益寿。

慢跑：慢跑属于四肢协同运动，可加速肢体的血液循环，提高心脏供血量，提高骨关节密度和肌肉强度，促进胃肠道蠕动。

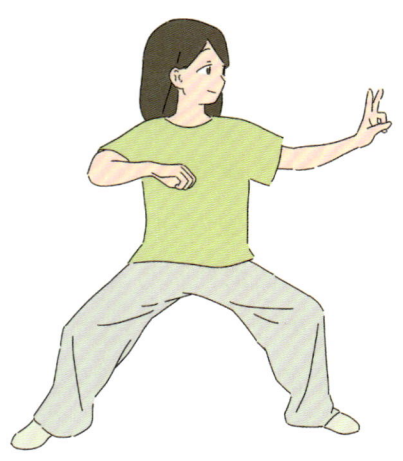

40. 骨质疏松患者应如何科学运动？

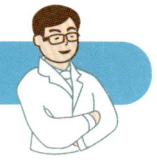

骨质疏松患者不宜进行高强度运动。在运动开始时，每天可以进行低、中等强度运动 20 分钟，运动 1 个月后，若无明显不适，可以在力所能及的范围内加大运动量。

有氧运动如快走、慢跑、骑车、打太极拳、做八段锦均能有效预防中老年人骨质疏松症。严重骨质疏松患者也可进行间歇运动，并且应避免容易引发骨折等运动损伤的活动，如涉及弯腰、扭胯等动作的活动。

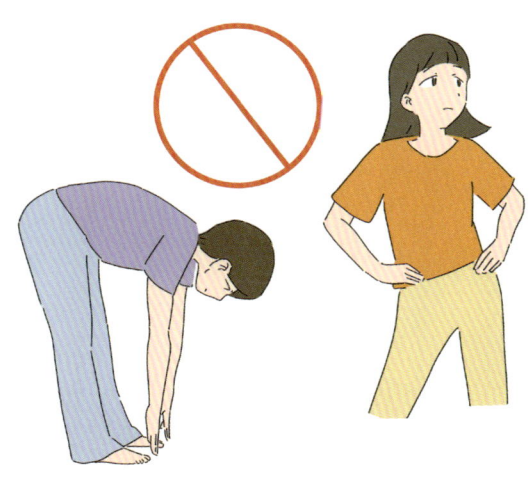

41 脑卒中患者应如何科学运动？

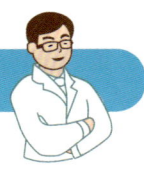

对于早期卧床的脑卒中患者，家人应对其瘫痪肢体进行按摩和拉伸，预防肌肉及肌腱萎缩，对髋、膝、肘、腕、指等关节做充分的被动运动，避免关节僵硬。

对于可以自主活动的脑卒中患者，早期运动时需在家属陪伴或者辅具支撑的情况下进行运动锻炼，严防摔跤和跌伤。

对于已康复的有脑卒中病史的人群，建议进行一些相对舒缓和安全的运动，如慢跑、打太极拳。

多项研究表明，脑卒中后康复锻炼前6个月功能改善较为明显，若能长期坚持适度锻炼则可有效地降低脑卒中的复发风险。

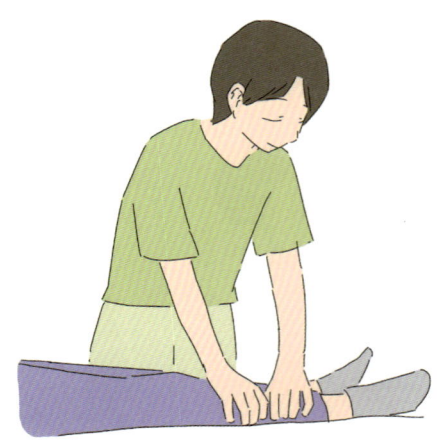

42 心脏病患者应如何科学运动?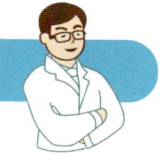

很多人觉得患有心脏病就不宜运动了,事实上即使得了心脏病也是能运动的,适度运动能够改善心脏病患者心脏缺血的状态,减少心血管事件的急性发作,缓解症状,改善生活质量和社会功能。

心脏病患者可以选择散步、快走、骑车、打太极拳、做八段锦等有氧运动。患者运动时需注意:在有心率监控的情况下运动,运动要注意循序渐进,避免出现过度疲劳;如有胸闷、心慌、胸痛等身体不适,请暂时不要参加运动;冬季室外运动时,要注意防寒保暖,避免受到寒冷刺激;清晨空腹时应避免运动。

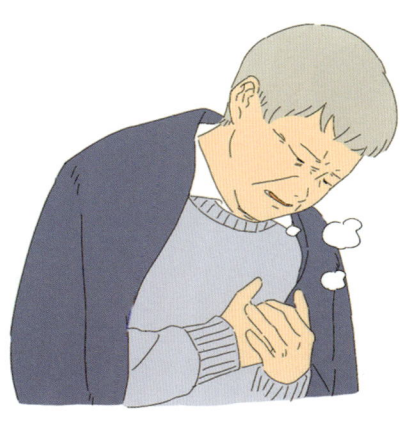

43 慢性阻塞性肺疾病患者应如何科学运动？

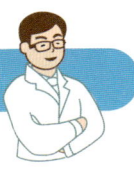

- **针对呼吸肌的训练** ①缩唇呼吸是常用的呼吸训练方式之一。吸气时闭口，用鼻吸气；呼气时，口唇缩成吹口哨状，缩唇的程度以口唇不感到费力为宜，使气体经口缓缓呼出，持续 4~6 秒为宜。做深吸慢呼动作。②腹式呼吸是常用的基础呼吸运动方式。吸气时腹部膨出，收紧腹部肌肉；缩唇呼气，感觉腹部下沉。

- **全身运动** 当慢性阻塞性肺疾病患者病情已基本稳定，咳嗽、咳痰、气短等症状比较轻，没有严重并发症时，建议根据自身情况，参加有氧运动，如散步、骑自行车等。并配合适量的四肢力量训练，包括上肢伸展运动、腿部运动训练（如直腿抬高、后伸、外展、内收；膝关节屈伸等）。

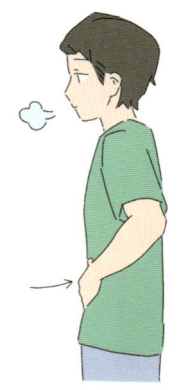
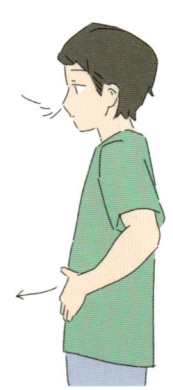

44 肿瘤患者应如何科学运动？

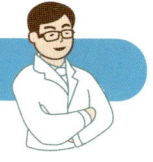

肿瘤患者常常因为疲劳而感到不适。适当的运动可以改善患者的疲乏，缓解焦虑的情绪，同时可以增强心肺功能，增强免疫力。当病情处于稳定期，肿瘤患者可以根据自己的体能情况，选择较为缓和的运动，如快走、慢跑、打太极拳、做健美操等，也可以做一些力所能及的家务劳动。

肿瘤患者在运动时需注意：适度运动，循序渐进。当感到非常疲乏的时候，应当停止运动及时休息。运动时要选择平坦开阔、空气新鲜的场所，要尽量避免在人群密集的场所锻炼。

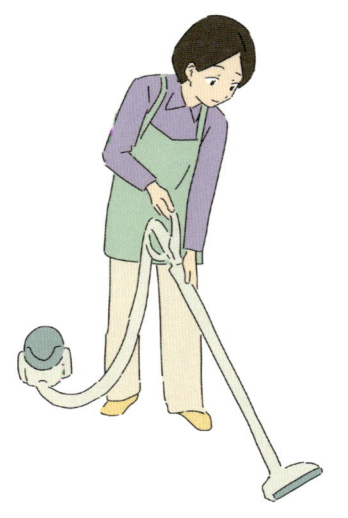

45. 糖尿病患者应如何科学运动？

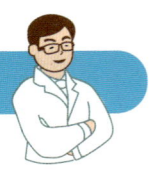

运动可使血糖快速下降，有利于血糖控制。

糖尿病患者运动时需注意：

- 建议餐后 1 小时左右开始运动，忌空腹运动。
- 建议中低强度有氧运动，如步行、慢跑、游泳、骑车等。
- 每周至少进行 150 分钟中等强度有氧运动，可分 5 天进行，每次运动 30~60 分钟。运动前需要做好热身，运动后需要做好拉伸放松。
- 运动时如出现出汗、心慌和肌肉颤抖等低血糖症状时，应立即停止运动并测血糖，如血糖 ≤ 3.9mmol/L，立即进食 15 克含糖食物，如 3~5 颗硬糖或 1 个苹果等。

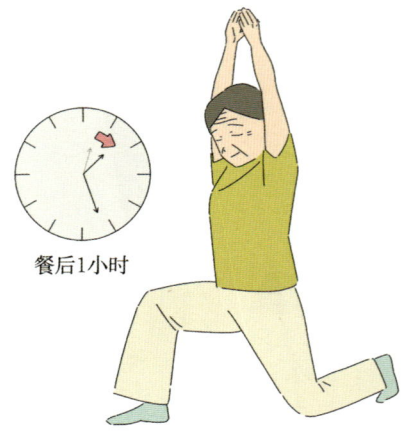

餐后1小时

颈椎病患者应如何科学运动？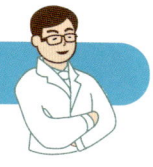

颈椎病的发生与不当的工作、生活姿势有关，也与过量的体育锻炼和过度的颈部运动有关。颈部保健操可以帮助我们保护颈椎，方法如下。

颈部米字功：端坐位或站立位，双手叉腰，头部分别按向上、向下、向左、向右、左上、右上、左下、右下8个方向低头仰头，整个动作重复2~3次，注意动作过程中颈部肌肉要紧绷，动作要缓慢，幅度尽量要大，每做完一个动作头部须回到正中位才能做下一个动作。

旋肩运动：端坐位或站立位，双手手心向下搭肩，向后旋肩，再向前旋肩，整个动作重复2~3次，注意动作匀速，不宜动作过猛。

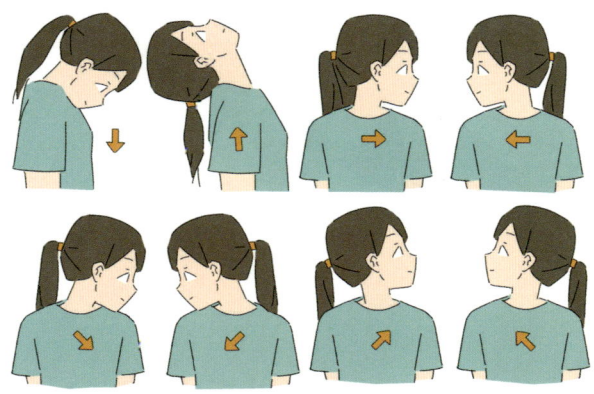

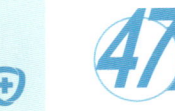

47 腰椎病患者应如何科学运动?

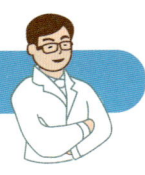

游泳：游泳加强了腰背部肌肉和腹部肌肉的锻炼，并且在游泳的过程中充分锻炼了人体的大关节，如肩、髋、膝、踝等，对于慢性的腰肌劳损、筋膜炎都有一定的恢复作用。由于水的浮力，人体的椎间盘不需要过多承担身体的重力，腰部两侧肌肉可对称锻炼，可以说是最佳的腰椎锻炼方法。

传统功法：如太极拳、八段锦由于动作较为迟缓且绵绵不绝，对各个年龄段的练习者来说，既安全，又可以很好地锻炼腰背部肌肉及四肢运动的协调性。

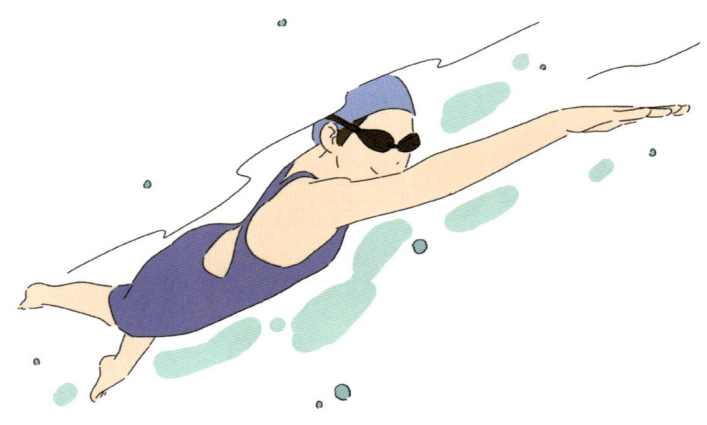

第三讲 心理健康

认识心理健康

1. 什么是心理健康？它的重要性体现在哪些方面？
2. 如何自我调节心理健康？
3. 什么是焦虑症、抑郁症，如何预防？
4. 如何管理压力和焦虑？
5. 如何改善睡眠质量以促进心理健康？
6. 如何培养积极的心态和情绪调节能力？
7. 如何处理人际关系中的冲突和矛盾？
8. 如何增强自我意识和自我接纳？
9. 如何面对心理创伤和应激事件？
10. 如何预防心理疾病的发生？
11. 如何平衡工作、家庭和个人生活？
12. 孩子心理出现问题，家长怎么办？
13. 如何克服社交恐惧？

不同人群的心理健康建议
- 老年人

14. 老年人如何保持积极乐观的心态？
15. 如何帮助老年人应对孤独感和失落感？

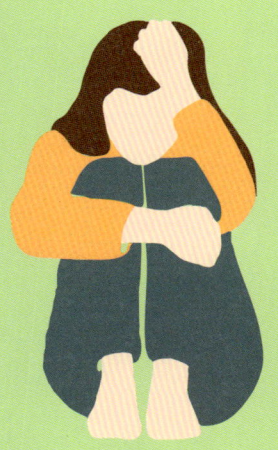

16. 如何帮助老年人克服焦虑情绪？
17. 老年人退休后出现失落感怎么办？
18. 老年人如何应对记忆力减退？
19. 老年人如何应对生活中的变故？
20. 如何为老年人创造一个有利于心理健康的家庭环境？
21. 老年人出现哪些心理症状时应及时就医？

● 儿童
22. 如何培养儿童自信心和社交能力？
23. 如何帮助儿童应对学习压力和挫折？
24. 如何发现并应对青少年心理健康潜在问题？

● 中青年（职场人士）
25. 如何平衡个人工作与生活？
26. 如何识别管理职场中的压力源？
27. 应对职场压力的有效策略有哪些？
28. 遇到挫折时，如何有效调节情绪？
29. 如何处理职场人际冲突与矛盾？
30. 如何进行个人职业规划？
31. 如何应对职业倦怠？
32. 如何应对职场焦虑与抑郁？
33. 如何改善睡眠质量，保持心理健康？

● 女性
34. 更年期女性如何保持心理健康？
35. 孕产妇心理调适应注意些什么？

四季心理健康

36. 中医精神养生方法有哪些?
37. 春季情志调节的方法有哪些?
38. 夏季情志调节的方法有哪些?
39. 秋季情志调节的方法有哪些?
40. 冬季情志调节的方法有哪些?

认识心理健康

 **什么是心理健康？它的重要性体现在哪些方面？**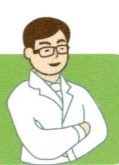

心理健康是指人的精神、情绪和意识方面的良好状态，它对个体的身心发展、工作学习效率及生活质量至关重要。心理健康关乎个体的幸福感、社交能力及应对压力的能力。

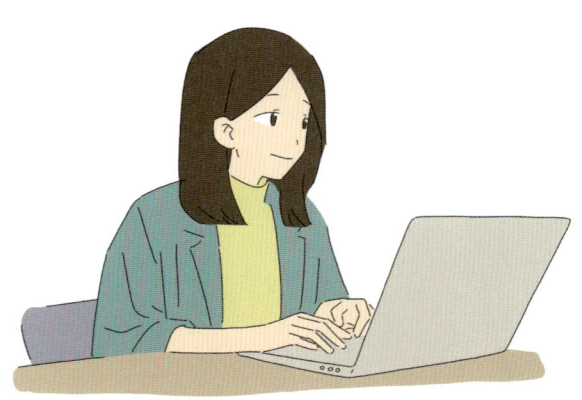

② 如何自我调节心理健康？

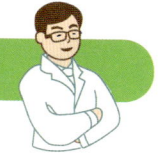

自我调节心理健康的方法包括倾诉、旅游、读书、听音乐、进行雅趣活动等，这些活动都有助于缓解压力、提升情绪。

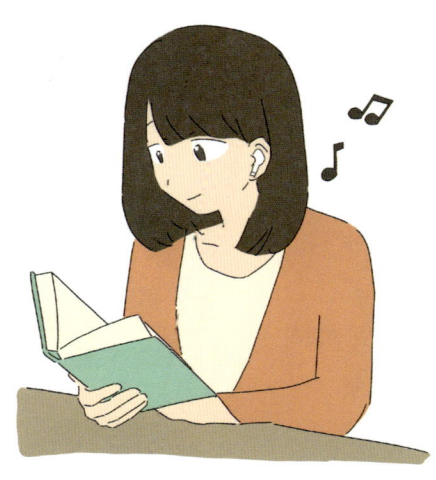

3 什么是焦虑症、抑郁症，如何预防？

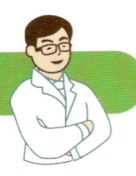

焦虑症多发生于中青年群体中，常见于内向、羞怯、过于神经质的人群，与激烈竞争、超负荷工作、长期脑力劳动、人际关系紧张等因素密切相关。焦虑症的表现为内心过分担心、心神不宁、焦躁不安、注意力难以集中、无法静坐、来回走动、面色苍白或潮红、心悸、气短、呕吐、腹泻、打嗝、出汗、头痛、失眠等。

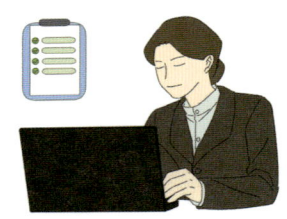

预防焦虑症，需要注意以下几个方面：

（1）对于所焦虑的事情，理性分析，做好安排计划。

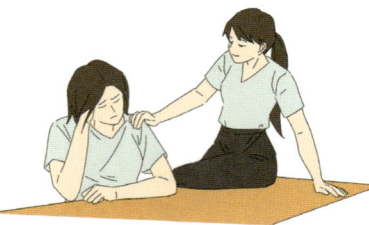

（2）不累积负面情绪，及时倾诉、调解，保持心情轻松愉快。

（3）保持充足的睡眠和休息，适量的户外运动，健康营养的膳食。

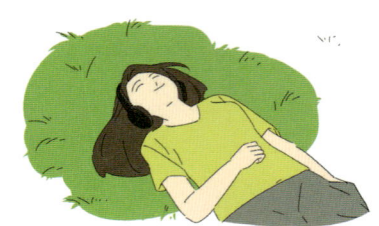

抑郁症是一种常见的精神疾病，主要表现为情绪低落，兴趣减低，悲观，思维迟缓，缺乏主动性，自责自罪，饮食、睡眠差，担心自己患有各种疾病，感到全身多处不适，严重者可出现自杀念头和行为。

预防抑郁症，需要注意以下几个方面：

（1）学会释放压力，调整自我情绪状态。

（2）保持良好的生活习惯，均衡饮食，作息规律，多参加户外运动。

（3）培养良好的兴趣爱好。

（4）保持良好的社交关系，积极寻求他人帮助。

（5）作为亲人或朋友，需要多陪伴、倾听，引导患者觉察、表达情绪，并增强其康复信心。

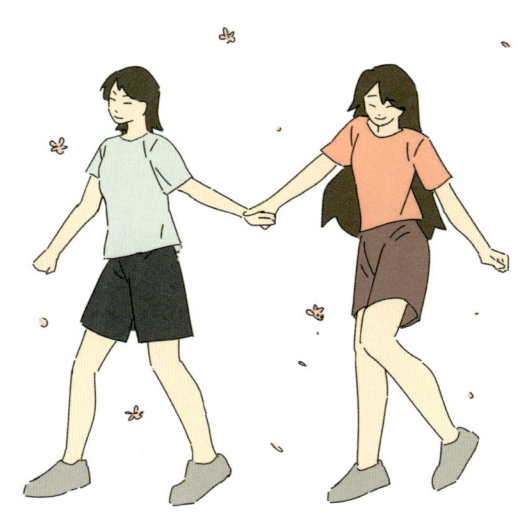

④ 如何管理压力和焦虑？

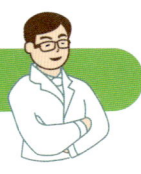

学习放松技巧，如深呼吸、冥想等，合理安排工作与休息时间，设定可实现的目标，避免过度承诺。必要时，可寻求专业心理咨询或参加压力管理课程。

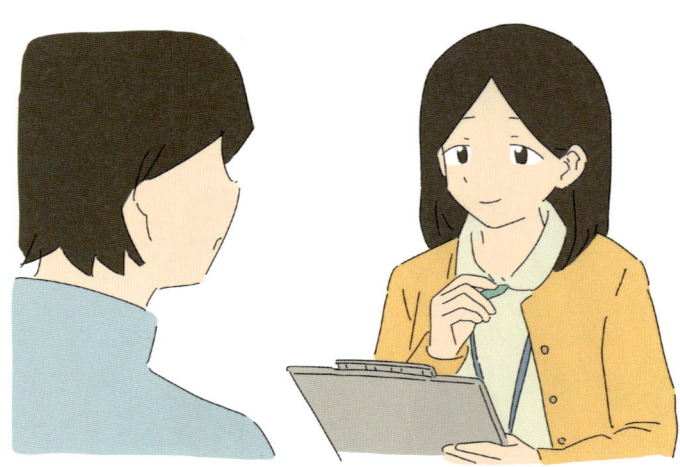

 如何改善睡眠质量以促进心理健康？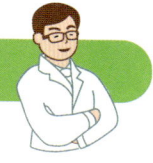

长期失眠可能导致情绪不稳定、焦虑、抑郁等心理健康问题。应保持规律的作息时间，创造安静舒适的睡眠环境，避免在睡前使用电子设备。若持续失眠，应咨询医生或睡眠专家。

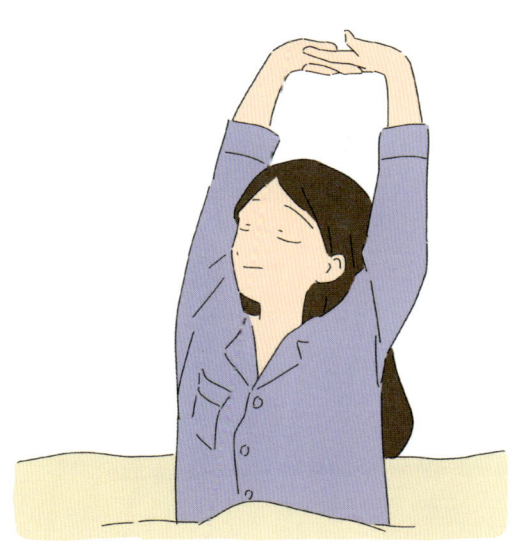

6 如何培养积极的心态和情绪调节能力？

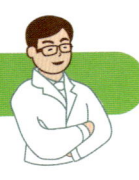

关注自己的优点和成就，进行正面思考，培养个人兴趣爱好，与积极向上的人交往。学习情绪调节技巧，如写情绪日记等。

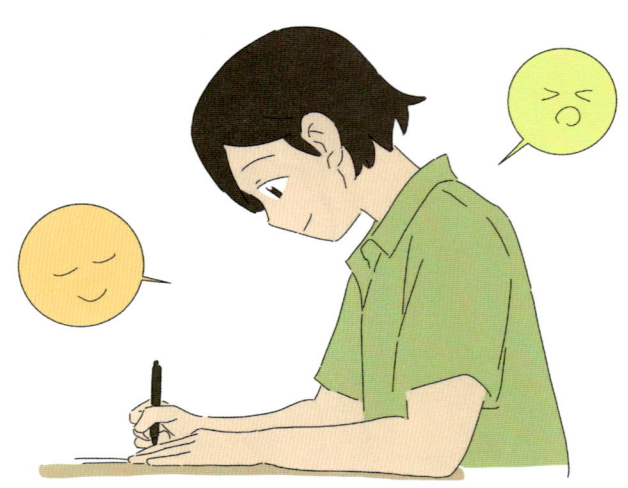

如何处理人际关系中的冲突和矛盾？

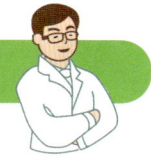

学会倾听和表达，尊重他人的观点，寻求双方的共同点。若冲突难以解决，可寻求第三方调解或专业心理咨询。

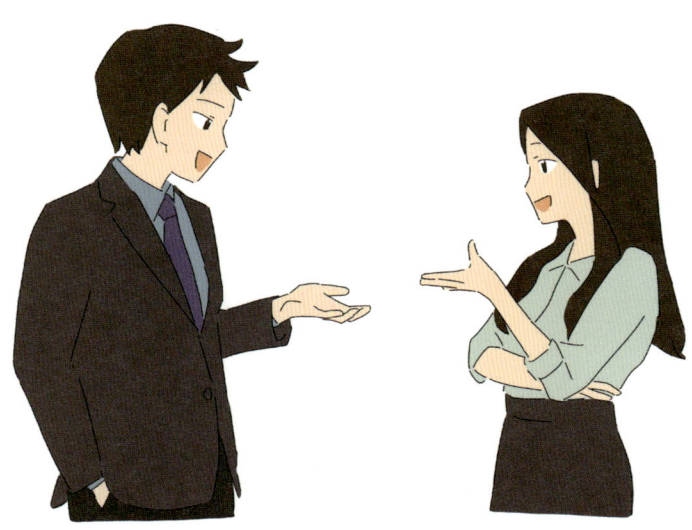

8 如何增强自我意识和自我接纳？

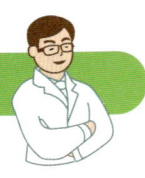

可以通过反思和自我评估了解自己的需求和价值观，同时接纳自己的优点和缺点。培养自信，设定个人目标并努力实现。

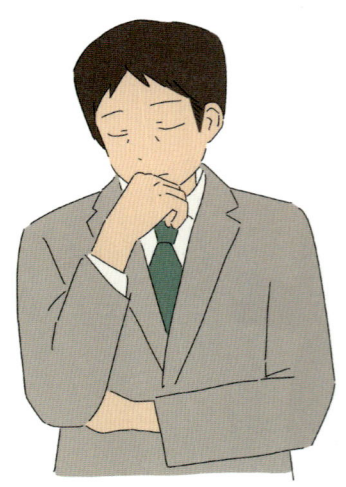

 **如何面对心理创伤和应激事件？**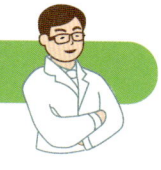

　　保持规律的作息和适量的运动，与亲朋好友保持联系，积极分享自己的感受。可尝试通过写日记、绘画、唱歌等方式表达情感，寻求亲朋好友的支持，必要时可进行心理咨询或心理治疗。

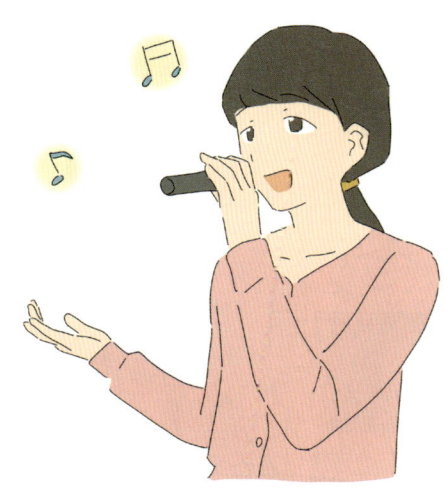

10 如何预防心理疾病的发生？

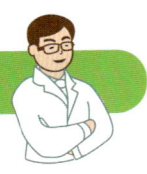

保持健康的生活方式，如合理饮食、适量运动、充足睡眠等。定期进行心理健康检查，及时识别并处理心理问题。

同时，不断提升自身的心理韧性和适应能力，如面对挑战时保持积极态度，学会从不同角度看待问题。此外，培养解决问题的能力，提升自我认知和自我调节能力也是至关重要的。

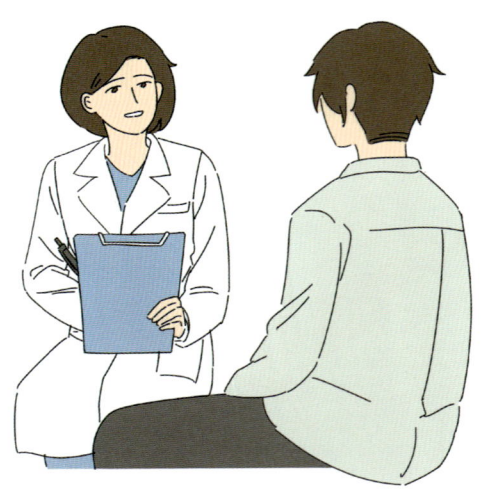

 **11 如何平衡工作、家庭和个人生活？**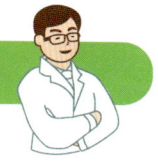

设定合理的优先级，合理安排时间，确保工作、家庭和个人生活都能得到关注。学会说"不"，避免过度承诺。必要时，可寻求专业时间管理或心理咨询的帮助。

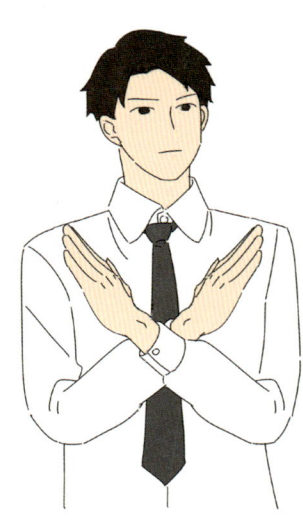

12. 孩子心理出现问题，家长怎么办？

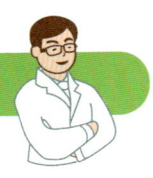

家长应多倾听孩子的心声，给予孩子理解和支持，避免过度批评。必要时，可寻求专业心理咨询师或心理医生的帮助。

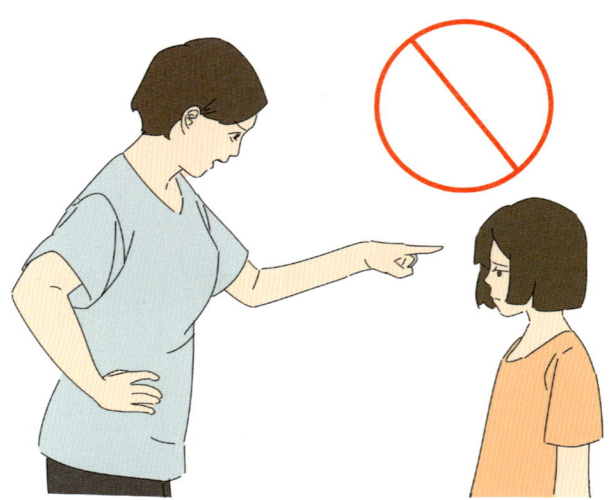

13 如何克服社交恐惧？

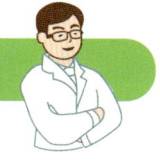

从小范围社交开始，逐渐扩大社交圈子。学习一些社交技巧，如倾听、表达观点等。可通过参加社交活动（如志愿者服务等）提升自信心。

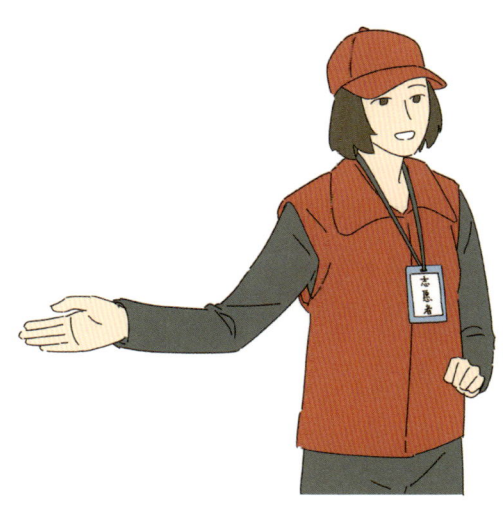

不同人群的心理健康建议

↘ 老年人

14 老年人如何保持积极乐观的心态?

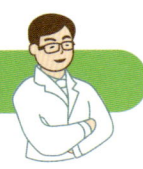

首先,老年人应认识到,退休是新生活的开始,可以积极参与社区活动、学习新知识,保持对生活的热情和好奇心。其次,培养兴趣爱好,既可以陶冶情操,也可以提升生活品质。再者,保持社交活动,与家人、朋友保持密切地联系,多参加聚会、旅游等集体活动,有助于缓解孤独感。最后,学会自我调节,遇到不如意的事情时,要学会看淡、放下,保持一颗平常心。

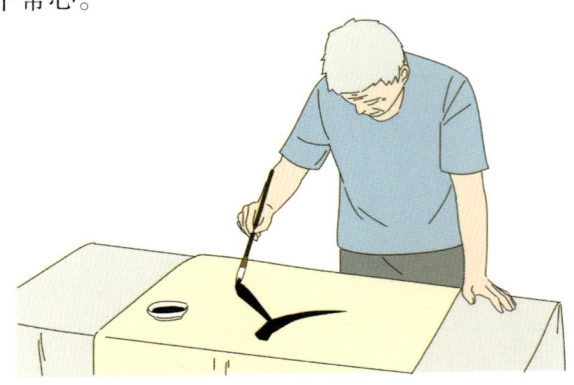

15 如何帮助老年人应对孤独感和失落感？

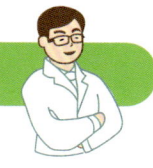

想要帮助老年人应对孤独感和失落感，这需要家庭、社会和老年人自身的共同努力。

家庭方面，子女应多关心陪伴老年人，经常回家看望，与老年人交流谈心，及时了解他们的需求和感受。

社会方面，社区可以组织丰富多彩的老年活动，如健康讲座、兴趣小组等，为老年人提供交友和学习的平台。

老年人自身也应积极调整心态，多参加社交活动，多结交新朋友，培养兴趣爱好，保持积极向上的生活态度。

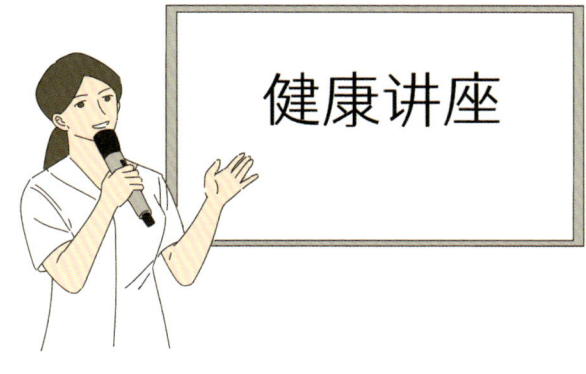

16 如何帮助老年人克服焦虑情绪？

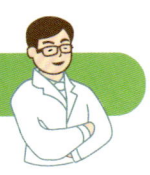

首先要了解老年人的焦虑来源，是健康、经济还是其他问题。然后，有针对性地给予他们情感支持和安慰，必要时可寻求专业心理咨询师的帮助。

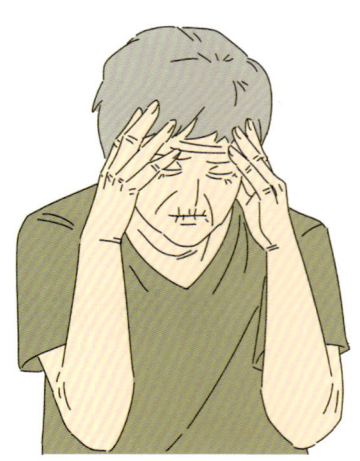

 **老年人退休后出现失落感怎么办?**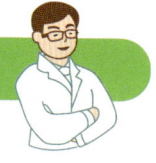

退休是人生的一个重要转折点,老年人可以通过寻找新的兴趣爱好、参加志愿活动等方式,重新找到生活的目标和意义。

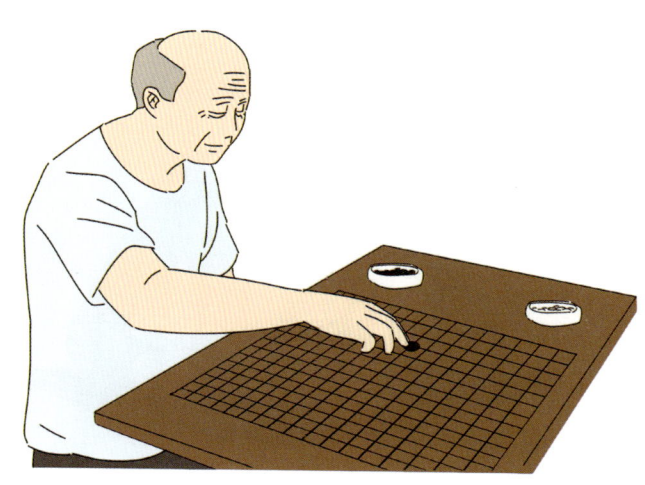

18 老年人如何应对记忆力减退？

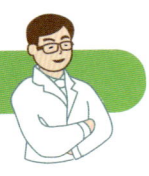

老年人可以通过多动脑、多学习新知识及进行记忆训练等方式，延缓记忆力减退。同时，家人也要给予他们足够的耐心和理解。

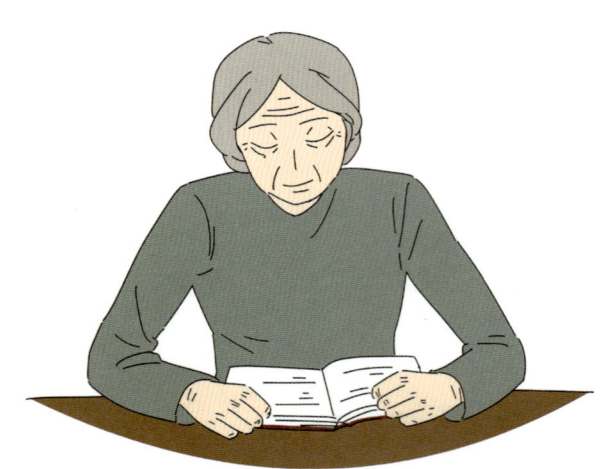

19 老年人如何应对生活中的变故？

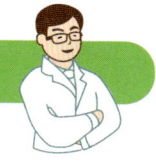

老年人要保持一颗平常心，学会接受和适应生活中的变故。同时，家人和亲友应该给予老年人情感支持和陪伴，帮助他们分析问题、寻找解决方案。

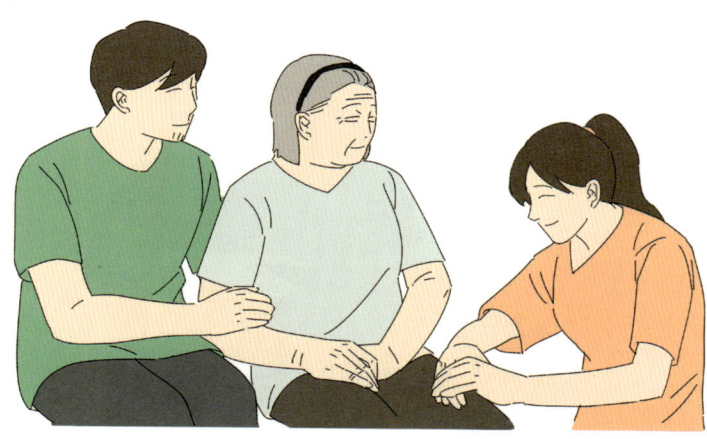

20 如何为老年人创造一个有利于心理健康的家庭环境？

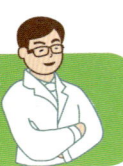

家庭成员之间要和睦相处，相互尊重和理解。同时，为老年人提供一个安静、舒适的生活环境，满足他们的基本生活需求，让他们感受到家庭的温暖和关爱。

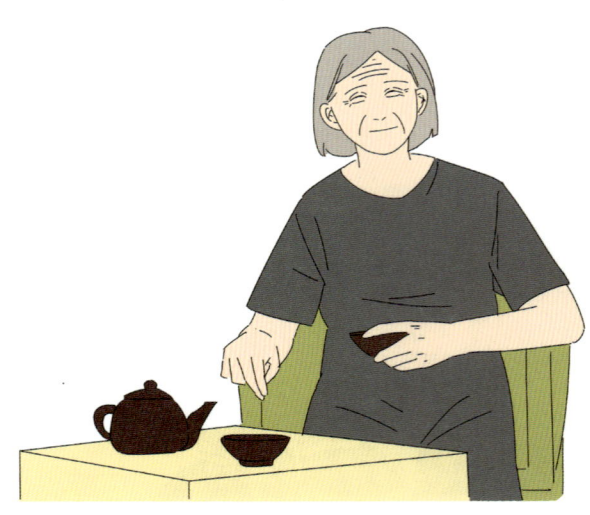

21 老年人出现哪些心理症状时应及时就医？

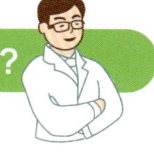

当老年人出现持续的情绪低落、焦虑不安、兴趣丧失、睡眠障碍、食欲改变、记忆力明显减退、过度担心自身健康、社交退缩、自我价值感下降，甚至产生自杀念头等症状时，应及时就医。

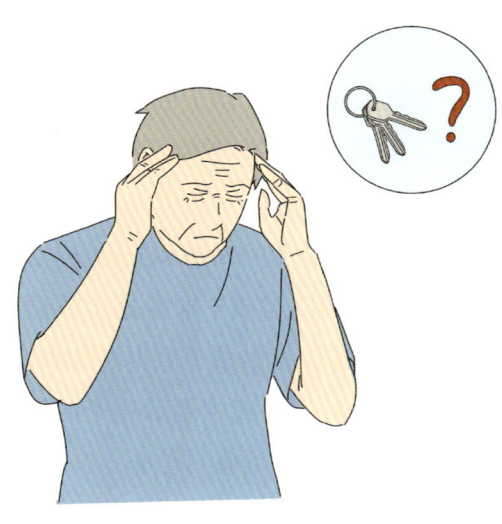

不同人群的心理健康建议

↘ 儿童

22 如何培养儿童自信心和社交能力?

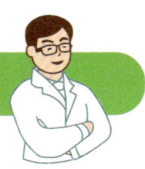

- **培养自信心**

建立良好的亲子关系:与孩子进行亲密接触,如读书、玩游戏、一起做家务等,让孩子信任你,更有安全感。

提供选择的机会:在日常生活中,给予孩子一定的选择权,让他们感受到自己具备决策能力。鼓励孩子尝试新事物,即使失败了也要给予正面的反馈和支持。

具体表扬与鼓励:当孩子取得进步或做出努力时,应给予具体而真诚的表扬,指出孩子做得好的具体方面。

展示孩子的成就:在家中展示孩子的作品和成就,让他们感受到被认可和尊重,增强自信心。

- **培养社交能力**

鼓励与同龄人交往:让孩子经常与同龄人一起玩,鼓励他们参加各种社交活动。家长可以陪同孩子一起去公园、参加社区活动等,让他们体验与人交往的乐趣。

培养合作精神：可以通过各种团队活动、小组作业等方式，培养孩子的合作精神。让孩子学会倾听他人的意见、尊重他人的想法、与他人分工合作，以达到共同的目标。

学习社交技能：教会孩子如何有礼貌地与人打招呼、介绍自己、分享和给予赞美等社交技能。通过角色扮演、情景模拟等方式，让孩子学会处理各种社交场合遇到的情况。

提供社交机会：让孩子多参加各种社交活动，如聚会、活动等，接触不同的人、了解不同的文化背景。鼓励孩子主动结交新朋友，培养他们的社交主动性和积极性。

● **注重情绪管理** 教会孩子识别和表达自己的情绪，以及如何通过健康的方式（如运动、绘画、音乐等）来释放负面情绪。

● **设定合理的期望** 家长应根据孩子的兴趣和能力，设定合理的期望，避免过度施压导致孩子产生挫败感和焦虑情绪。

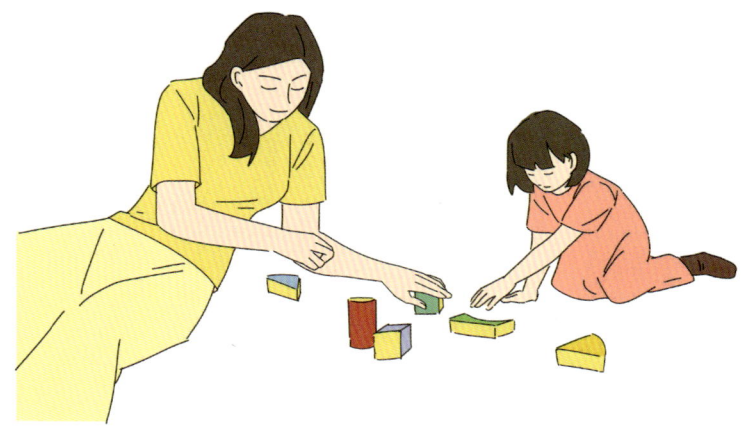

23 如何帮助儿童应对学习压力和挫折？

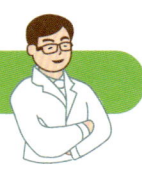

合理安排学习时间：与孩子一起制订合理的学习计划，将学习任务分解成小块，设定明确的目标和时间节点。鼓励孩子合理安排休息、学习时间，多进行户外活动。

关注情绪变化：时刻关注孩子的情绪变化，了解他们的困惑和烦恼。帮助他们建立正确的归因观念，认识到"失败是成功之母"。

培养兴趣爱好：鼓励孩子发展自己的兴趣爱好，通过参与自己感兴趣的活动，不仅可以缓解孩子的学习压力，还能培养孩子的创造力和独立思考能力。

教授情绪调节技巧：教给孩子一些情绪调节的技巧，如深呼吸、冥想、写日记等。帮助他们学会自我调节情绪，保持平和的心态去面对学习和生活中的挑战。

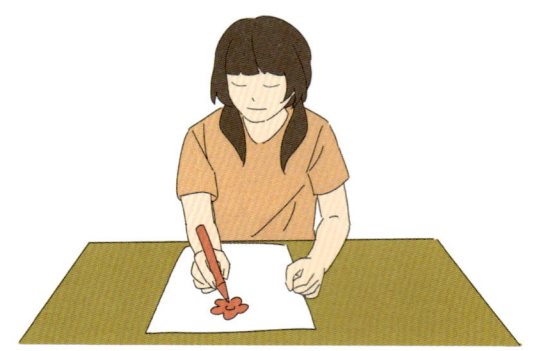

24 如何发现并应对青少年心理健康潜在问题？

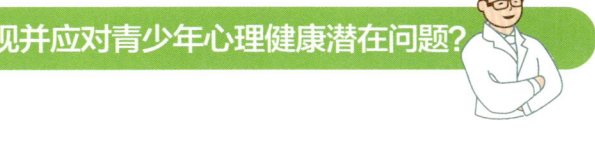

● **孩子是否经常表现出情绪低落或焦虑？** 家长应留意孩子是否经常情绪低落、焦虑不安，或者对日常活动失去兴趣。这可能是抑郁或焦虑的早期信号。如果发现这些问题，请及时与孩子沟通，鼓励他们分享感受，并考虑寻求专业心理咨询师的帮助。

● **孩子是否有社交障碍？** 社交障碍表现为孩子难以与他人建立友谊，或者在社交场合中感到不自在。家长可以通过鼓励孩子参与团队活动、社交聚会等方式，帮助他们提升社交技能。同时，要耐心倾听孩子的感受，给予他们足够的支持和鼓励。

● **孩子的学习成绩是否突然下滑？** 学习成绩的突然下滑可能是孩子面临心理压力或学习困难的信号。家长应与孩子一起分析原因，给孩子提供必要的辅导和支持。同时，要关注孩子的情绪变化，确保他们不是因为心理问题而失去学习动力。

● **孩子是否有过度依赖或回避行为？** 过度依赖表现为孩子无法独立处理日常事务，而回避行为则可能是他们面对困难时的逃避策略。家长应鼓励孩子独立解决问题，同时提供必要的指导和支持。对于回避行为，家长要耐心引导孩子面对困难，帮助他们建立解决问题的信心。

● **孩子是否有自我伤害或自残行为？** 自我伤害或自残行为是严重的心理健康问题。家长一旦发现孩子有这样的行为，应立即与孩子进行深入沟通，了解他们的内心需求和困扰。同时，要寻求专业心理咨询师的帮助，为孩子提供必要的心理干预和治疗。

● **孩子是否对电子产品过度沉迷？** 过度沉迷电子产品会影响孩子的社交、学习和身心健康。家长应设定合理的电子产品使用时间，鼓励孩子多参与户外活动和社交聚会。同时，要与孩子共同讨论电子产品的利弊，引导他们正确使用电子产品。

● **孩子是否经常表现出愤怒或攻击性行为？** 愤怒或攻击性行为可能是孩子内心不满或挫败感的外在表达。家长应耐心倾听孩子的感受，了解他们感到愤怒的原因，并提供适当的情绪疏导和解决方法。同时，要教会孩子如何正确地表达自己的情绪和情感需求。

● **孩子是否有睡眠障碍？** 睡眠障碍如失眠、夜惊等可能是孩子心理问题的表现。家长应关注孩子的睡眠质量，确保他们有充足的睡眠时间。如果发现孩子存在睡眠障碍，应及时寻求专业医生的帮助，以确保孩子的身心健康。

● **孩子是否面临家庭或学校的压力？** 来自家庭或学校的压

力可能对孩子的心理健康造成负面影响。家长应与孩子保持沟通,了解他们面临的压力来源,并提供必要的支持和帮助。同时,要与学校合作,共同为孩子创造一个轻松、愉快的学习和生活环境。

● **孩子是否有自卑感或自我价值感低?** 自卑感或自我价值感低可能使孩子缺乏自信,影响他们的社交和学习。家长应鼓励孩子多尝试新事物,肯定他们的努力和成就,帮助他们建立自信心和自尊心。同时,要与孩子一起制定目标,激发他们的内在驱动力。

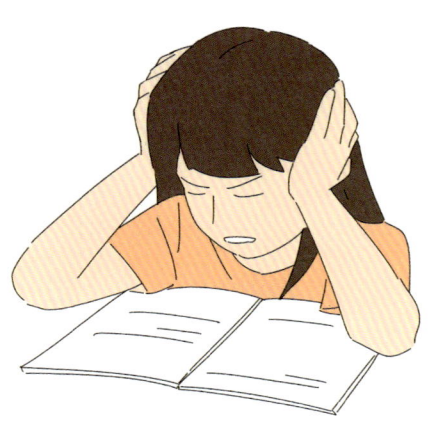

不同人群的心理健康建议

↘ 中青年（职场人士）

25 如何平衡个人工作与生活？

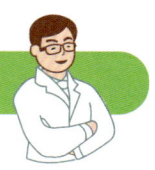

职场人士应合理规划时间，确保工作与个人生活之间的平衡。制订明确的工作计划和目标，提高工作效率，避免加班过度。为自己留出时间进行休闲活动，如进行运动、阅读、旅行，丰富个人生活。与家人、朋友保持联系，享受亲情和友情的温暖。同时，保持积极心态，感恩生活中的点滴美好，有助于提升幸福感。

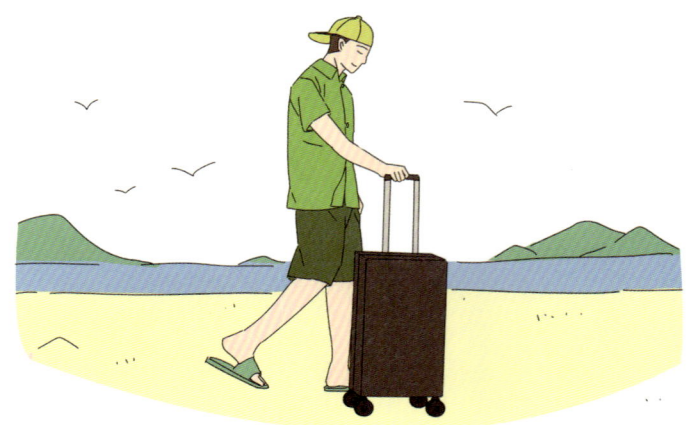

26 如何识别管理职场中的压力源？

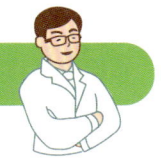

有效识别职场压力源，需留意工作中导致紧张、不安的因素，如工作负荷、人际关系或工作环境等；管理压力源，可通过合理分工、优化工作流程来减少负担；加强与同事之间的沟通，改善人际关系；调整工作环境，如保持环境整洁、适宜的光线等。同时，培养时间管理能力和优先级排序能力，避免拖延和紧急情况下的手忙脚乱。

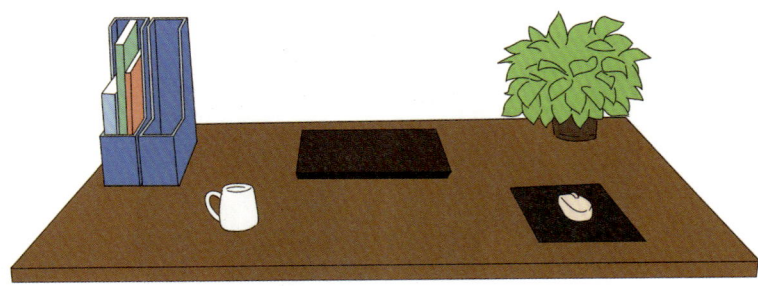

27 应对职场压力的有效策略有哪些？

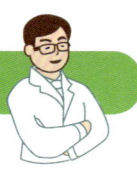

应对职场压力，可采取时间管理、放松训练、积极心态培养等策略。合理规划工作时间，确保工作与休息的平衡；可通过深呼吸、瑜伽等方式放松身心；保持积极乐观心态，将挑战视为自身成长的机会。此外，寻求同事、家人和朋友的支持，分享压力，也是有效应对压力的方法。

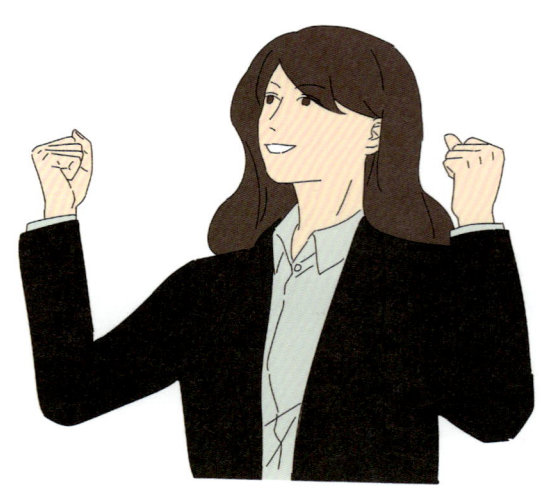

28 遇到挫折时,如何有效调节情绪?

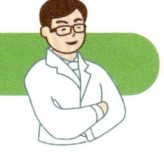

遇到挫折时,首先接受现实,避免逃避或否认。接着,通过深呼吸、冥想等方式平复情绪。还可尝试从不同角度看待问题,寻找其积极的一面。多与朋友、家人或同事交流,分享感受,获取建议。同时,保持健康的生活方式,如规律作息、均衡饮食,有助于情绪的稳定。

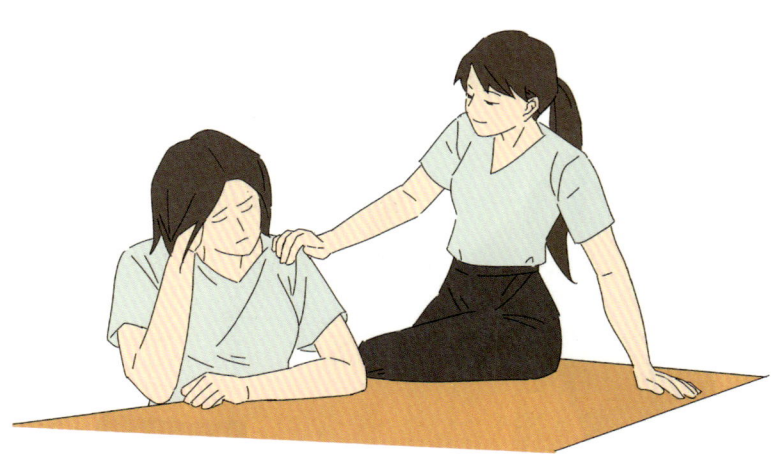

29 如何处理职场人际冲突与矛盾？

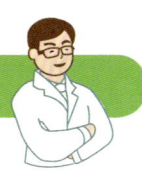

处理职场冲突时，需保持冷静、客观的态度，避免情绪化的反应。通过倾听对方观点，理解对方立场，进而寻求共同利益点。尝试以开放、包容的心态去进行沟通，表达自己的想法和需求，同时尊重他人的意见。在解决冲突后，主动修复关系，如通过道歉、表达感谢等方式，维护良好的人际关系。

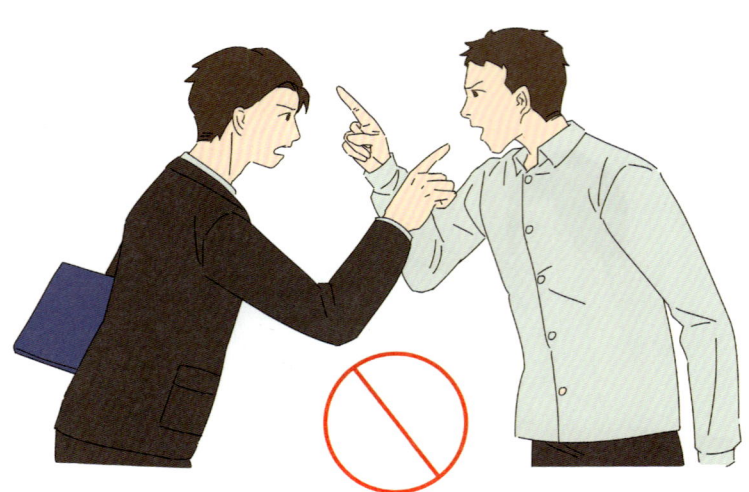

30 如何进行个人职业规划?

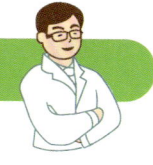

职场人士应明确自己的职业目标,了解自身优势和兴趣,制订切实可行的职业规划。定期评估自己的职业发展状况,调整发展目标和计划。时刻保持学习和成长的心态,不断提升自己的专业技能和综合素质。同时,关注行业动态和市场变化,拓宽职业视野。

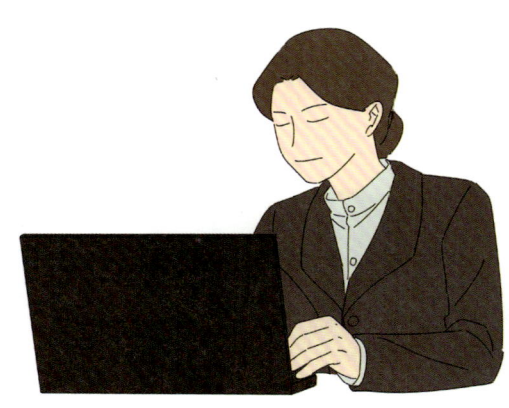

31 如何应对职业倦怠？

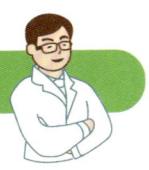

出现职业倦怠时，需调整心态，认识到职业倦怠是职场中常见的现象，不必过于自责。通过反思自己的职业目标和价值观，重新找回工作的意义和价值。同时，调整工作方式，如尝试新的工作方法、寻求同事或领导的帮助。参加职业培训或学习新技能，提升自身的职业竞争力。保持健康的生活方式，如规律作息、适量运动等，有助于缓解倦怠感。

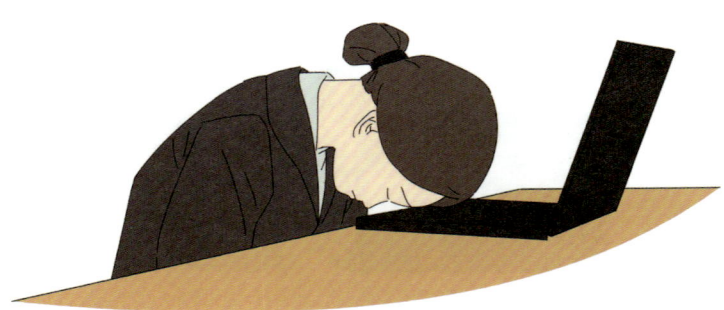

32 如何应对职场焦虑与抑郁？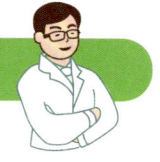

想要识别职场中的焦虑与抑郁，需留意自己的情绪变化，如是否持续感到紧张、不安、沮丧等负面情绪。同时，观察自己的身体反应，如失眠、食欲不振、易疲劳等。一旦发现自己存在这些问题，应及时寻求专业帮助，如向心理咨询师或医生寻求指导。应对焦虑与抑郁，还可通过放松训练、认知重构、运动等方式缓解情绪。同时，保持积极的心态，关注自己的优点和成就，以增强自信心。

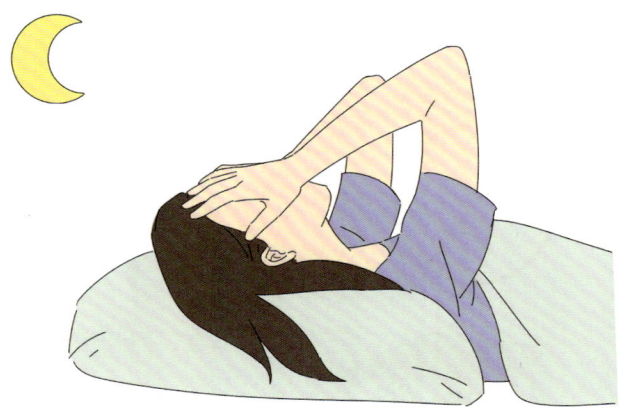

33 如何改善睡眠质量，保持心理健康？

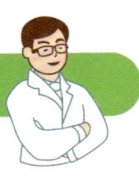

改善睡眠质量是提升心理健康水平的重要手段。保持规律的作息时间，每天按时入睡和起床。创造舒适的睡眠环境，如保持卧室的安静、整洁及适宜的温度和光线。避免在睡前进行刺激性的活动，如看恐怖电影、玩电子游戏等。同时，注意饮食健康，避免过量摄入咖啡因和糖分等刺激性物质。另外，还可通过放松训练、冥想等方式缓解压力，帮助自己更快入睡。保持积极的心态，关注自己的情绪变化，及时寻求专业帮助和支持，有助于提升心理健康水平。

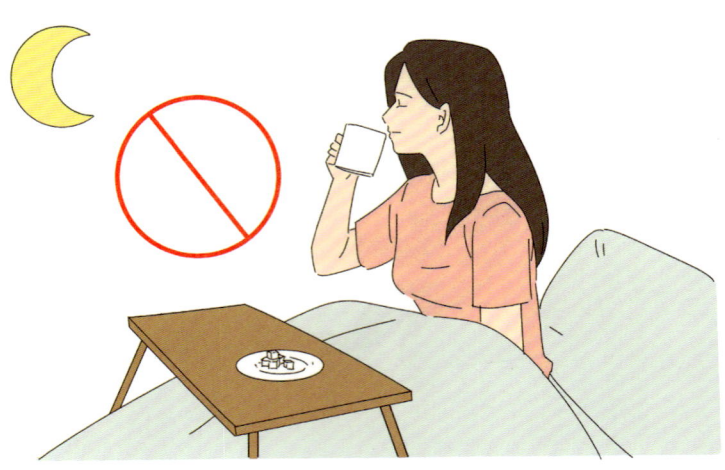

不同人群的心理健康建议

↘ 女性

34 更年期女性如何保持心理健康?

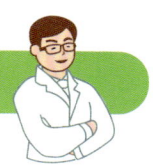

- **保持良好的生活方式** 应作息规律,保持充足睡眠休息;坚持运动,提升身体抵抗力;多吃新鲜的蔬菜,适量水果,保持营养均衡。

- **坦然面对更年期身心变化** 更年期女性可以了解更年期保健相关知识,不必太过恐惧和担忧,坦然地面对这个自然现象,让身体慢慢恢复平衡。

- **培养兴趣爱好** 更年期女性可以培养一些兴趣爱好,如旅游、广场舞、园艺、烹饪等。这些活动都能起到转移注意力、放松心情的作用,使女性更顺利地度过更年期。

- **寻求家庭的支持** 更年期女性如果在生活中遇到事情,可以多和家人倾诉、沟通交流,共同营造良好的家庭氛围。

35 孕产妇心理调适应注意些什么？

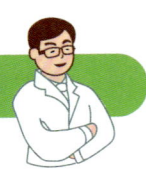

孕产妇因为身体激素水平的影响，容易出现情绪低落、饮食睡眠不佳、兴趣减退、焦虑、内疚等症状。孕产妇心理调适应注意：

● 孕产妇应保持健康规律的生活作息，积极学习孕产期、分娩、育儿的相关知识，增加生活掌控感。

● 怀孕引起的体内激素水平改变、即将迎来的角色转换很容易让孕产妇感到紧张、恐慌，甚至焦虑，要学会接纳自己的情绪反应。多做自己喜欢的事情，多和家人、朋友们沟通倾诉。

● 作为家人，除了关心孕产妇的身体状况，更应做好心理疏导，给予关心和引导。

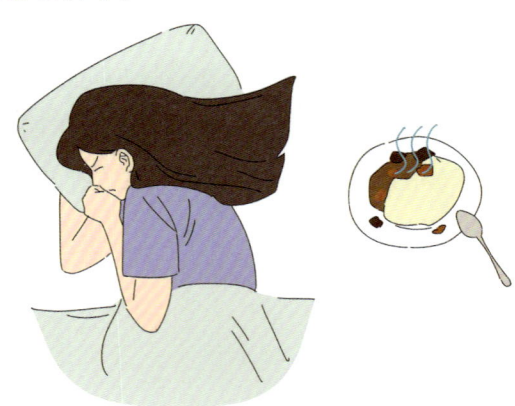

四季心理健康

36 中医精神养生方法有哪些？

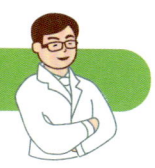

● **清心静神** 清心静神是指使精神情志保持淡泊宁静的状态。在学习工作时专心致志，把名利欲望等杂念丢在一边，心神内守，思想清净；在学习工作之余，寄情于琴棋书画、花鸟鱼虫、户外郊游，自然凝神定志，有利于安定心神。

● **怡养情志** 要做到怡养情志就要保持心情舒畅愉悦，并顺应外界刺激的变化，适当控制情感。"喜、怒、忧、思、悲、恐、惊"是七种正常的情感反应。然而，突然强烈或长期持久的精神刺激，会使人体功能失调，导致疾病的发生。

● **理性思考** 平时应正确应对各种不良刺激。以儒家"非礼勿视，非礼勿听"的方法来应对令人不悦的事情；如果郁闷实在难以消除，可以向亲朋好友吐露心声，寻求安慰；如果遇到烦心事，又不便向人诉说，可以道德修养来克制发怒，用宽容化解不快。

37 春季情志调节的方法有哪些?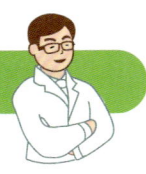

- **制怒养肝** 中医认为,春季属木,木遇春而旺,此时人的肝气偏旺,容易发怒,导致气血逆乱,伤肝损身。"制怒"的根本方法是修身养性,也就是加强道德修养和意志锻炼,培养自身良好的性格。

- **保持愉快** 春季应顺应肝的条达、舒畅之性,保持心情愉快。排解抑郁的最好方法是培养开朗的性格。有人调查,96%的寿星都性格开朗,极富人生乐趣。凡事不钻牛角尖,多从光明处着眼。积极参加娱乐活动,培养兴趣爱好。例如,清代画家高桐轩提倡的"十乐",即耕耘之乐、把帚之乐、教子之乐、知足之乐、安居之乐、畅谈之乐、漫步之乐、沐浴之乐等。

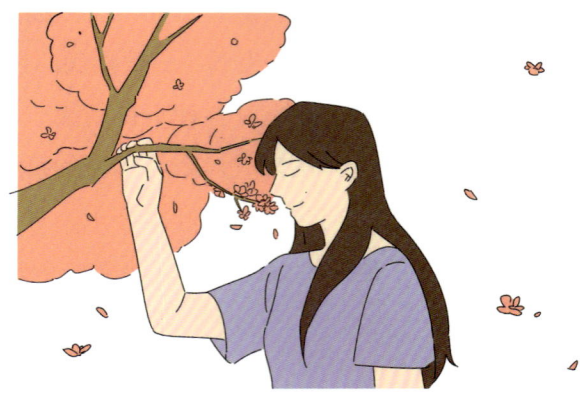

38 夏季情志调节的方法有哪些?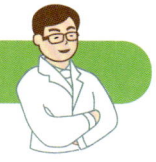

- **节制情绪，静心少思** 夏天，人体和外界的阳气皆旺，炎热的暑气往往使人心烦气躁，易怒发火。夏季主要是注意勿过怒、过喜和思虑过多。夏季宜养心，遇到不顺心的事，要学会转移情绪，可采用静坐、练习书法、绘画、听音乐等方式使自己的心平静下来。

- **培养兴趣，开阔心胸** 夏季阳气外泄，生机蓬勃，人体也应顺应自然，培养对外界事物的广泛兴趣和开阔乐观的性格，以宽厚、坦然的心胸待人处事。

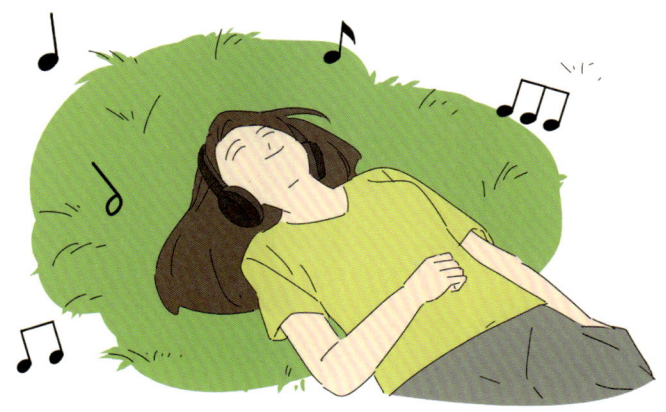

39 秋季情志调节的方法有哪些？

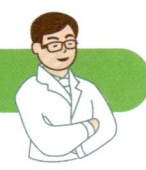

- **情志内敛，恬淡虚无** 秋季应保持神气内敛，不让自己的意志外弛，心境安宁，不为外物所惊扰，保持清静、安宁的状态。
- **以喜胜悲、运动娱乐** 秋季适当的运动、娱乐对保持精神安静、心情愉悦有积极作用，可以减轻"悲秋"情绪。

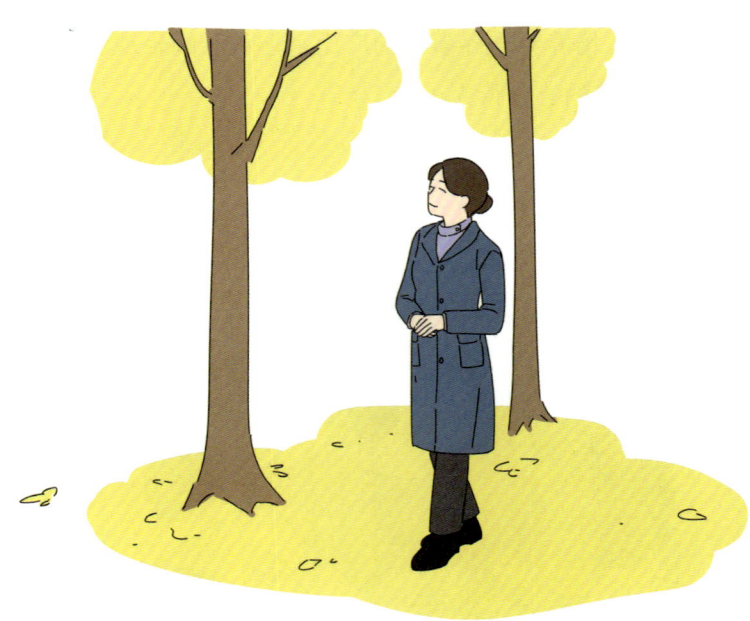

40 冬季情志调节的方法有哪些？

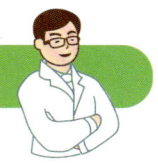

● **安静内守，适调情志** 冬季精神情志的调摄以含蓄内敛、显而不露、平和中庸为最佳状态。含蓄内敛并不是压制情绪活动，而是作适度的调节。俗话说："笑一笑，十年少。"适度的喜乐对健康长寿非常有利，可以增强呼吸功能，促进血行流畅，还可以缓解心理压力，释放不良情绪，有助于维持心理健康。

● **修德养生，清心寡欲** 民间流传着一个有意思的"养心八珍汤"：慈爱心一片，好肚肠二寸，正气三分，宽容四钱，孝顺常想，老实适量，奉献不拘，回报不求。上八味药入宽心锅内，文火慢炒，不焦不躁，于公平钵内精磨细研，以三思为末，淡泊为引，梧桐子大小，和气汤送下，清风明月，早晚分服。

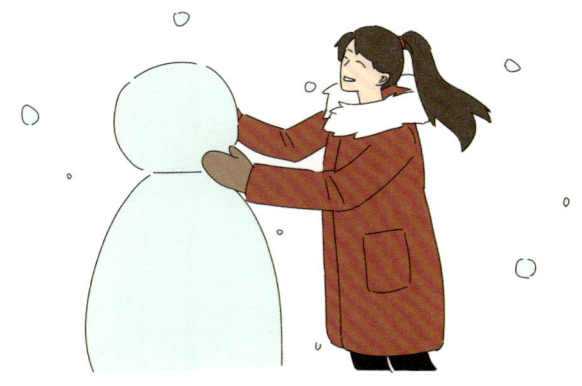

第四讲 疾病管理

认识疾病管理

1. 什么是疾病管理？
2. 如何科学、智慧就医？
3. 怎么选择普通、专家、专病门诊？
4. 如何选择合适的医疗机构进行疾病管理？
5. 如何定期体检，发现健康风险？
6. 如何创造利于疾病管理的环境？
7. 发热需要立即就医吗？
8. 咳嗽不止要吃止咳药吗？
9. 腹痛时怎么办？
10. 家庭常备药物有哪些？
11. 如何科学管理家庭小药箱？
12. 煎服中药需注意什么？

不同人群的疾病管理建议

- 老年人

13. 老人常见疾病的管理要点是什么？
14. 怎么制定老年人的健康管理计划？
15. 如何避免药物相互作用？
16. 如何有效管理高血压？

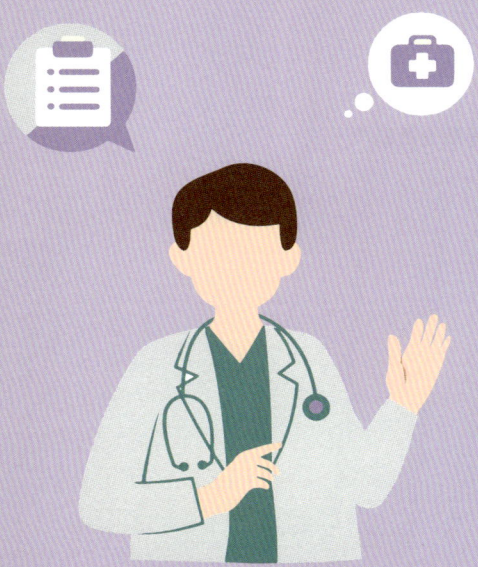

17. 如何控制饮食,保持血糖稳定?
18. 如何预防骨质疏松,减少骨折风险?
19. 如何预防心脑血管疾病?
20. 得了脑血管疾病后怎么康复护理?

● 儿童
21. 儿童常见疾病有哪些?
22. 如何培养儿童良好的卫生习惯?
23. 如何选择合适的疫苗?
24. 如何预防儿童感染流感?
25. 如何预防和管理儿童肥胖?
26. 如何识别儿童过敏症状?
27. 如何有效预防儿童传染病?

● 中青年(职场人士)
28. 中青年面临的健康挑战有哪些?
29. 工作压力对中青年健康有影响吗?
30. 如何预防亚健康状态?
31. 如何有效预防和管理颈椎病、腰椎病等职业性肌肉骨骼损伤?
32. 长时间加班熬夜对健康有影响吗?
33. 如何制定个性化的健康管理计划?
34. 定期体检对于职场人士有多重要?
35. 如何利用科技手段进行自我健康管理?
36. 如何避免过度劳累导致健康问题?

日常救护
37. 鼻出血怎么办?
38. 被宠物咬伤或抓伤怎么办?

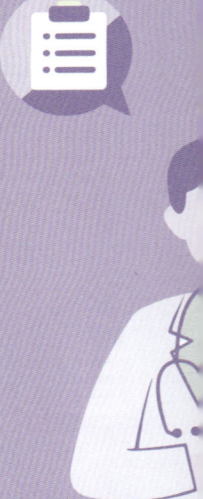

39. 溺水怎么办?
40. 烧烫伤怎么办?
41. 皮肤擦伤怎么办?
42. 摔伤怎么办?
43. 何时需要拨打"120"急救电话?
44. 如何拨打"120"急救电话?

学点应急小知识
45. 心肺复苏如何操作?
46. 自动体外除颤器如何使用?
47. 海姆立克急救法如何操作?

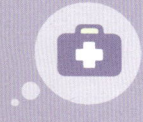

认识疾病管理

 **什么是疾病管理？**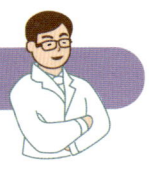

疾病管理是一种协调医疗保健干预和与患者沟通的系统，它强调患者自我保健的重要性，支撑医患关系和保健计划，旨在通过持续性地改善个体或全体健康来评估临床、人文和经济方面的效果。

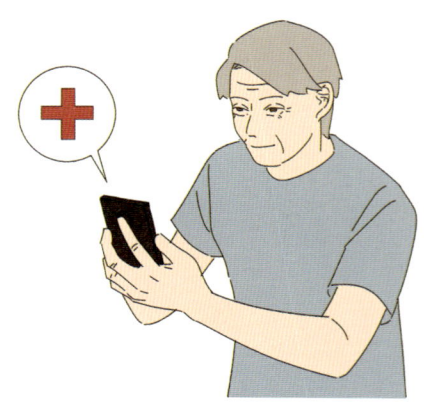

 **如何科学、智慧就医？**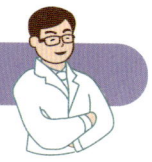

- 门诊选择应遵循分级原则：初诊建议普通门诊，明确诊断后可选择专病门诊；疑难病例优先专家门诊，特殊需求考虑特需门诊。

- 在门诊就医时，需把事先准备好的资料，包括病历记录、住院治疗记录、影像学检查报告、检验报告、病理报告等给医生参考。同时，根据医生的问诊，真实仔细地回答医生的问题。

- 需要遵照医嘱，检查认真做，药物按时吃，并按照医生的要求定期随访复查。

- 整合现代医疗技术，比如远程医疗能够突破地域限制，提供及时、高效的医疗服务；智能穿戴设备能够实时监测患者的生理参数（如心率、血压、血糖等），并将数据传输给医疗专业人员的系统中，有助于医生制定或调整治疗方案，提高治疗效果。

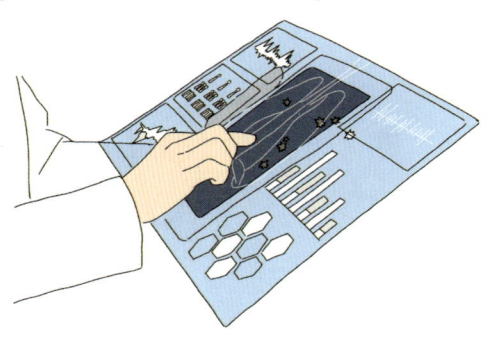

3. 怎么选择普通、专家、专病门诊？

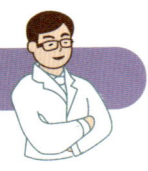

- 门诊分类

  普通门诊：基础检查、初诊筛查、常见病处理。

  专家门诊：疑难病症、复杂病情、多系统疾病。

  特需门诊：特殊需求（时间灵活、环境优化、多学科协作）。

  专病门诊：确诊疾病的精准诊疗（如高血压、糖尿病肾病等）。

- 选择策略

  初诊流程：普通门诊（完善检查）→专病门诊（确诊治疗）。

  转诊指征：3次复诊症状未改善→专家门诊；需特殊诊疗服务→特需门诊。

  每个医院根据自身的情况，所开设的专病门诊各有不同，这些专病门诊是根据特定疾病或症状划分的，更具有针对性和专业性。如果您的病情已诊断清楚，建议直接找相应专病门诊就诊。

4 如何选择合适的医疗机构进行疾病管理？

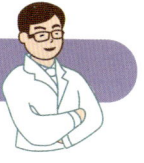

要选择合适的医疗机构进行疾病管理，就需要考虑医疗机构的资质、专业水平、服务态度及患者口碑等因素。患者可以通过咨询专业人士、查看医疗机构官网或患者评价等途径，了解医疗机构的基本情况和服务质量。

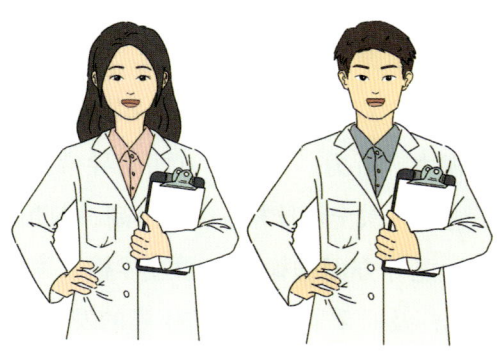

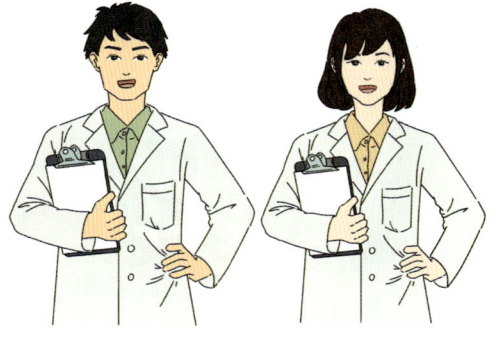

 ## 5 如何定期体检，发现健康风险？
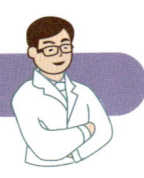

可选择正规医院或体检中心进行体检；根据医生建议制订个性化的体检方案；定期进行常规体检项目，如血压、血糖、血脂、心电图等；针对自身健康情况增加相应的专项检查，如骨密度检查、内镜检查等；认真听取医生的建议，根据体检的结果进行后续检查和治疗；保持健康的生活方式，如合理饮食、适量运动等，预防疾病的发生。

同时，儿童定期体检的重要性，在于及时发现潜在的健康问题，如视力、听力、牙齿等方面的异常。建议家长每年至少带孩子进行一次全面体检，包括身高、体重、视力、听力、牙齿、心肺功能等方面的检查。通过体检，家长可以了解孩子的健康状况，及时采取措施预防疾病的发生。

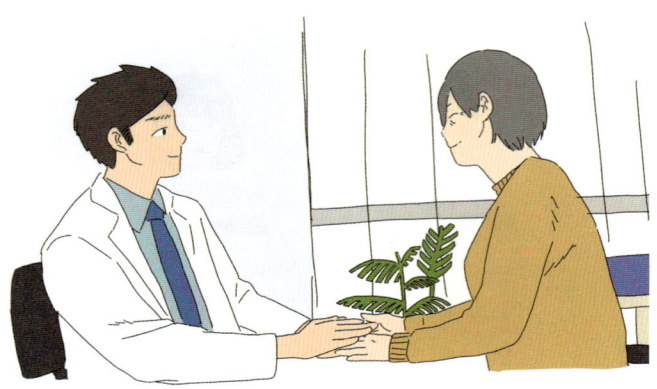

 **如何创造利于疾病管理的环境?**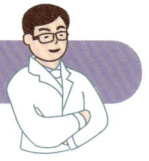

- 改善居住环境

确保室内空气流通：宜早晚开窗，引入室外清新空气，有助于改善室内空气质量，减轻呼吸系统的负担。

放置绿色植物：如吊兰等能增加室内的氧气含量。

保持室内整洁：定期进行室内的清扫，保持室内明亮，让阳光充分照射室内。

控制室内湿度：定期检查水管和排水系统，确保没有漏水现象；可使用除湿器来调控湿度，防止湿气过大导致霉菌滋生。

- 培养健康生活习惯

健康饮食：增加摄入蔬菜水果，减少食用加工食品，控制油盐摄入；患者在治疗期间禁酒、禁浓茶及咖啡。

规律作息：建立固定的作息时间表，保持规律的睡眠和起床时间；调整睡前活动，放松身心，避免过度兴奋的活动，提高睡眠质量。

适量运动：家人可以一起参与户外活动，如散步、骑行等；安排一些患者力所能及的家务劳动和活动。

个人卫生：培养良好的个人卫生习惯，如勤洗手、保持身体清洁等，是预防疾病的基础。

- 营造和谐家庭氛围

加强情感交流：家人之间要学会倾听和尊重彼此的想法和感受，通过有效的沟通方式解决问题。

关注心理健康：重视患者心理健康，及时缓解压力；对于有心理疾病的患者，更需要提供必要的心理支持和辅导，有助于减少心理问题的发生。

合理安排日常生活：督促患者安排个人生活，如起床、洗漱、进食、服药等。

- 增强环境安全性

防止意外伤害：如尖锐物品、易碎物品等应妥善放置；合理布局家具和物品，避免摆放过多杂物，防止老年人绊倒或摔倒；设置防滑设施，如防滑垫、扶手等。

使用环保产品：选择无害化学物质的清洁产品；选购环保的家具和装饰品，减少甲醛、苯等挥发性有机化合物的暴露。

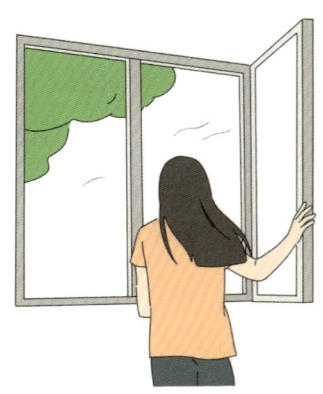

7 发热需要立即就医吗?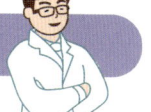

发热是否需要立即就医,取决于发热的严重程度和伴随症状。一般来说,如果发热伴随着严重头痛、呕吐、意识模糊、呼吸困难、持续高热不退(尤其是儿童)等症状,就应立即就医,因为这些可能是严重感染或疾病的迹象。轻微发热且没有其他严重症状时,可以先采取物理降温措施,如多喝水、温水擦浴等,并密切观察体温变化。然而,对于儿童、老年人或有慢性疾病的人来说,即使发热不严重,也建议及时咨询医生,以免延误病情。

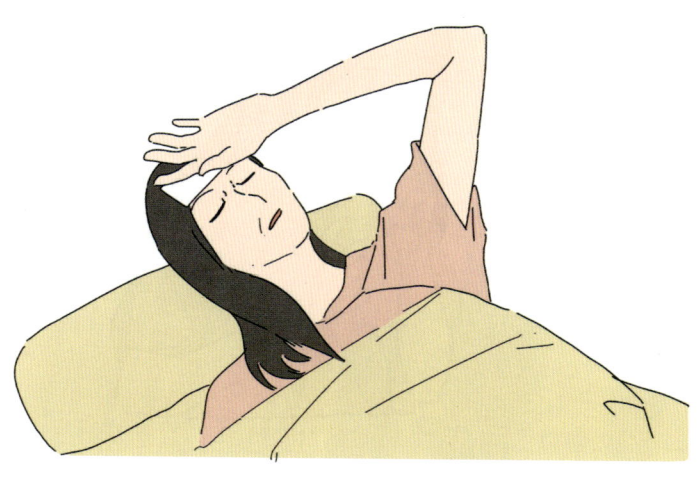

8 咳嗽不止要吃止咳药吗？

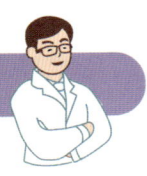

咳嗽不止时，不建议盲目吃止咳药。咳嗽是人体清除呼吸道异物和分泌物的保护性反射，盲目止咳可能会掩盖病情。首先应先分析咳嗽产生的原因，如感冒、过敏、哮喘等，并针对病因进行治疗。如果咳嗽严重影响睡眠和生活质量，可以在医生指导下使用止咳药，但需注意药物的服用剂量和副作用。

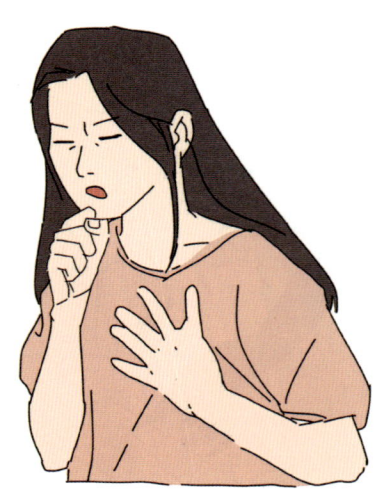

9 腹痛时怎么办？

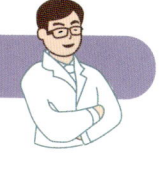

腹痛时，应先保持冷静，避免剧烈运动和进食。可以观察腹痛的部位、性质及持续时间等，初步判断可能的病因。如果腹痛剧烈、持续不减或伴有呕吐、腹泻、发热等症状，应立即就医。轻微的腹痛可以尝试热敷或按摩等方法缓解，但同样需要注意观察病情的变化。在未明确腹痛原因前，切勿随意服用止痛药，以免延误病情。

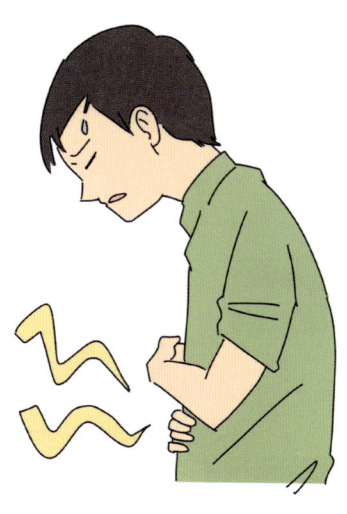

10 家庭常备药物有哪些？

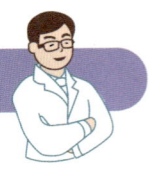

（1）退热药，如对乙酰氨基酚、布洛芬等。

（2）感冒药，如氯苯那敏、右美沙芬等。

（3）外用的跌打损伤（如双氯芬酸二乙胺乳胶剂）和创可贴类。

（4）治疗蚊虫叮咬的外用药，如复方倍氯米松樟脑乳膏、风油精等。

（5）治疗腹泻、腹痛的药物，如蒙脱石散、诺氟沙星等。

（6）家中有高血压、冠心病的老年人，除了常规的降压药和冠心病药物外，还应该储备硝苯地平片（俗称心痛定，当收缩压突然升高到180mmHg以上时紧急舌下含服）；硝酸甘油片（心绞痛发作时可紧急舌下含服，不用时遮光、密封保存，保存期更长）。

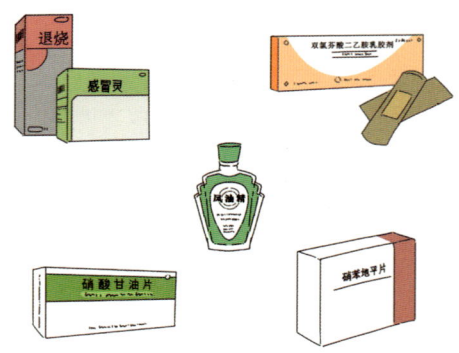

11 如何科学管理家庭小药箱？

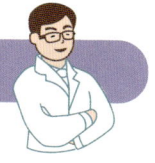

- **外用药与内服药分开存放** 外用药误服可能会对消化道造成损伤，因此应该与内服药分开存放，避免服错，同时也避免串味。
- **急救药与常规药分开存放** 急救药需要在急救的时候迅速拿到，应单独存放，方便在急救时刻迅速找到。
- **家庭药箱需要放在幼儿不可触及的高处** 避免幼儿误用。
- **及时清理过期、变质的药品** 药品开封后需注意，口服溶液、混悬剂、乳剂在瓶口及瓶盖未受污染的情况下，室内常温可保存1个月；眼用制剂开封后保质期一般不超过1个月；软膏剂开封后保质期一般不超过2个月。

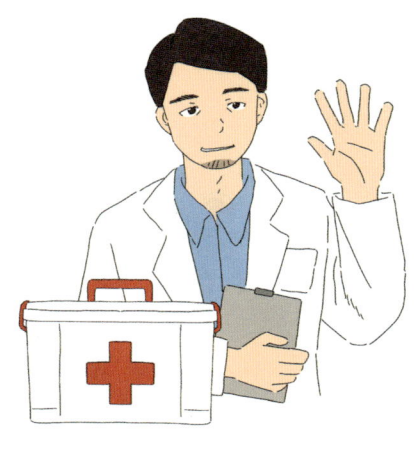

12 煎服中药需注意什么？

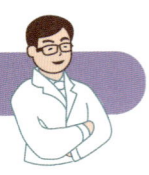

- 中药在煎煮前不需要洗，因为清洗中药容易使易溶于水的药效成分流失。

- 中药在煎煮前，需要在冷水中先浸泡20~30分钟（根茎类药材需延长），轻压药材，使水面漫过药面2厘米。

- 将浸泡好的中药放入砂锅，通常大火煮沸后，小火保持沸腾30~40分钟。一般重复煎煮2次，二煎加水量为一煎的2/3，煎20分钟，最后将2次煎出的药液倒在一起混匀（总量300~400mL）。

- 如果有先煎的药品，一般先煎20分钟后再下其他药（具体药物先煎时间可咨询医生）；后下的药品为煎煮结束前5~10分钟放入。

- 一般中药早晚各服一份。滋补药物应饭前空腹服用，有利于药物的吸收。对消化道刺激性大的药物，应饭后服用，以减少对肠胃的刺激。

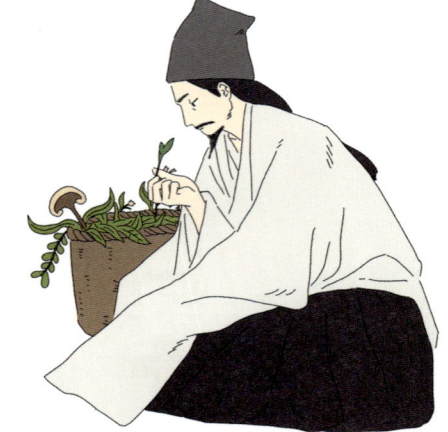

不同人群的疾病管理建议

↳ **老年人**

13 老年人常见疾病的管理要点是什么？

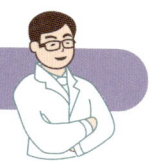

首先，要严格遵循医嘱按时服药，不可随意停药或更改剂量。其次，保持健康的生活方式，如保持低盐、低脂、低糖饮食，增加蔬菜、水果和谷类食物的摄入，同时适量运动，控制体重，戒烟限酒。此外，定期检测血压、血糖等关键指标，及时发现病情变化并调整治疗方案。最后，保持积极的心态，多参与社交活动，有助于身心健康。

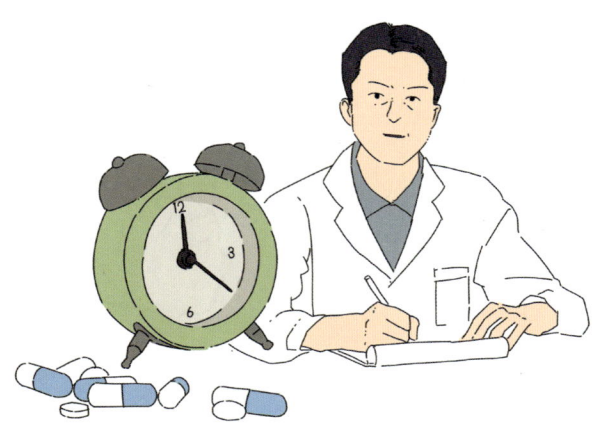

14 怎么制定老年人的健康管理计划？

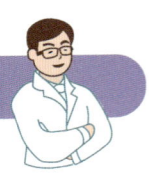

首先要进行全面的生理健康评估，如慢性病状况、疼痛水平、营养状态等；然后进行认知与心理评估，检查老年人的记忆力、注意力及情绪状态，评估抑郁症、焦虑症等风险；此外，还需进行社会和环境评估，考察老年人生活环境的安全性、健康需求的支持度及社交网络的充分性。基于这些评估结果，医生将与医疗团队共同制定针对性的健康管理计划，包括药物管理、定期检查、营养指导等。

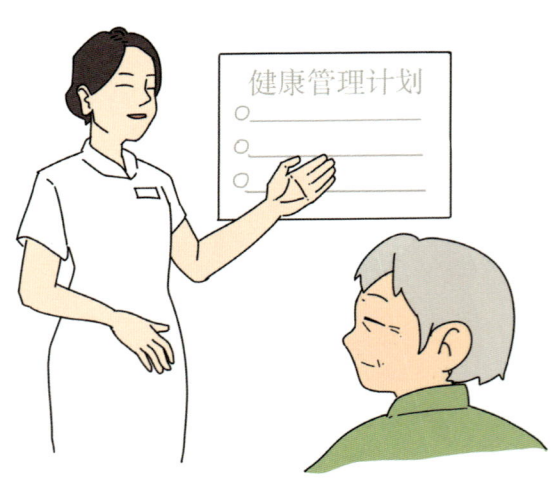

15 如何避免药物相互作用？

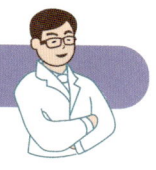

首先，由于老年人身体代谢能力下降，对药物敏感性增加，因此应该遵循医嘱，按时按量服药，不可自行增减剂量或更改服药时间。

其次，定期监测肝肾功能，及时调整药物种类和剂量，以减少对肝肾的损伤。

最后，要告知医生自己正在服用的所有药物，包括处方药、非处方药及保健品等，以便医生评估潜在的药物相互作用风险，并给出相应的用药建议。

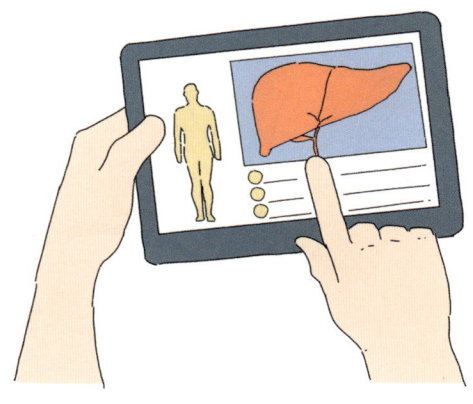

16 如何有效管理高血压？

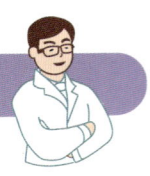

合理饮食，减少钠盐摄入，适当增加钾和优质蛋白的摄入；适量运动，选择适合自己的运动方式，如散步、打太极拳等；规律作息，保证充足的睡眠；稳定情绪，避免紧张、焦虑等不良情绪；定期监测血压，根据医生建议调整服药剂量。

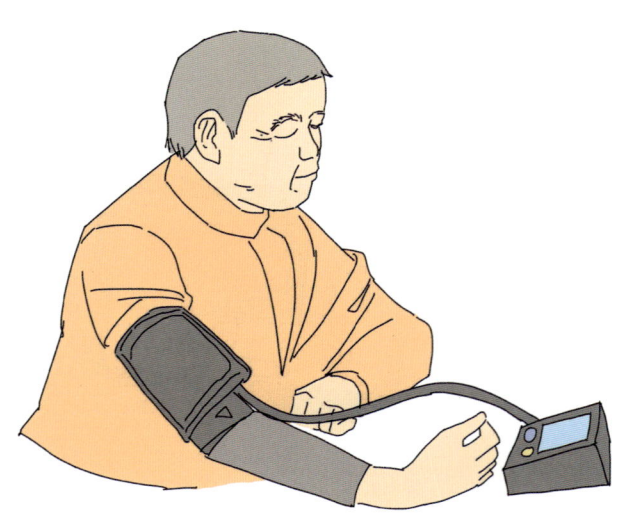

 **如何控制饮食,保持血糖稳定?**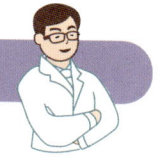

选择低糖低脂饮食;增加高纤维食物的摄入,如糙米、燕麦、蔬菜和水果;适量摄入优质蛋白;控制食盐摄入量,每日不宜超过5克;保持足够的水分摄入;一日三餐应定时定量,尽量避免油炸、烧烤等烹饪方式。

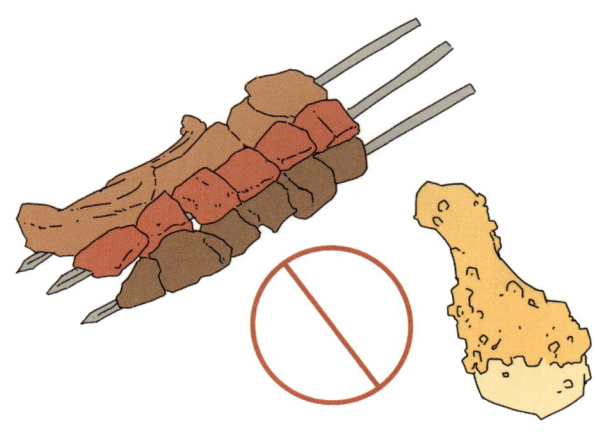

18 如何预防骨质疏松，减少骨折风险？

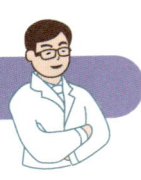

适量运动，如散步、打太极拳等，以增强骨骼强度；多晒太阳，促进钙质吸收；平衡膳食，多吃富含蛋白质和维生素 C 的食物，以及含钙食品，如奶制品、豆制品等；避免嗜烟酗酒，以防影响钙质吸收；注意室内环境安全，如卫生间地面应保持干燥，以防止滑倒等意外发生。

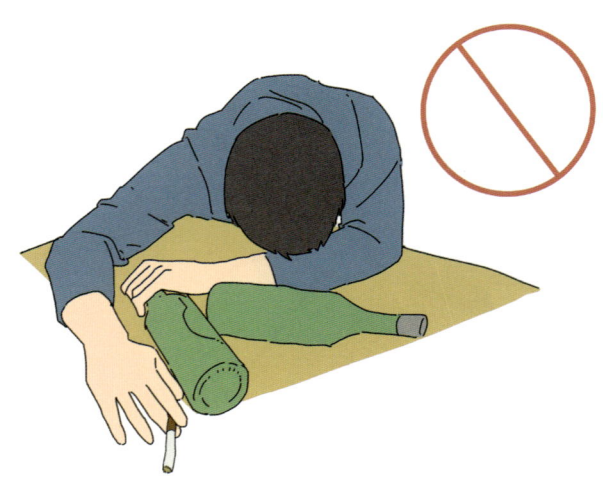

19 如何预防心脑血管疾病?

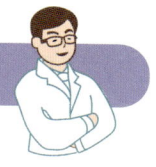

预防心脑血管疾病需要从生活方式入手:坚持适量运动,如快走、游泳等,可提高心肺功能;合理饮食,控制盐分和脂肪摄入,比如增加蔬菜、水果比例;戒烟限酒,避免情绪波动;定期体检,及时发现并控制高血压、高血脂等危险因素。通过健康生活方式的养成,可有效降低心脑血管疾病的患病风险。

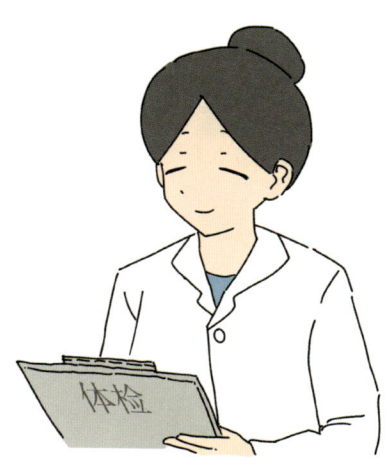

20 得了脑血管疾病后怎么康复护理？

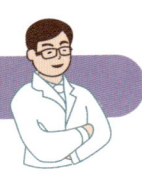

老年人在得了脑血管疾病后，进行康复训练和日常护理的方法包括：在医生或康复师指导下进行康复训练，如行走训练、言语训练等；保持良肢位的摆放，进行被动运动和主动运动；定期评估康复进展情况，及时修改训练计划；注意日常护理，如保持皮肤清洁、定期翻身等，以防止压疮等并发症的发生；保持情绪稳定，积极面对疾病，树立康复信心。同时，家属应给予老年人充分的关爱和支持，协助其进行康复训练和日常护理。

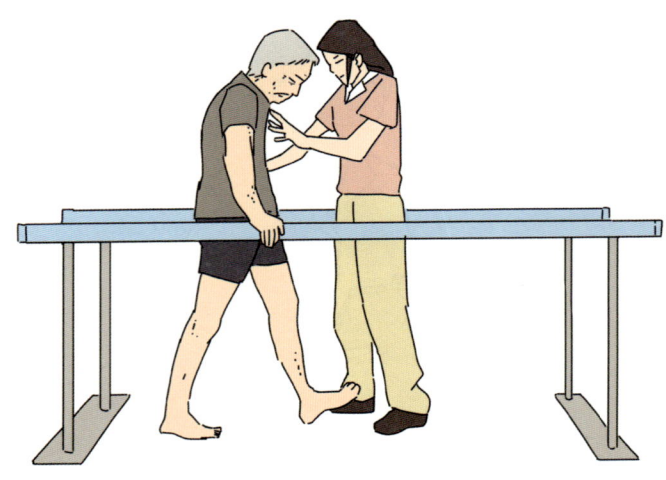

不同人群的疾病管理建议

↘ 儿童

21 儿童常见疾病有哪些？

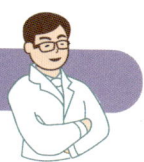

儿童常见疾病包括感冒、咳嗽、腹泻和发热等。预防这些疾病的关键在于保持良好的个人卫生习惯，如勤洗手、避免接触病原体等。同时，家长应合理搭配孩子的饮食，保证营养均衡；增加孩子的运动量，提高身体免疫力。若孩子患病，家长应带孩子及时就医，并遵循医生指导进行治疗和健康管理。

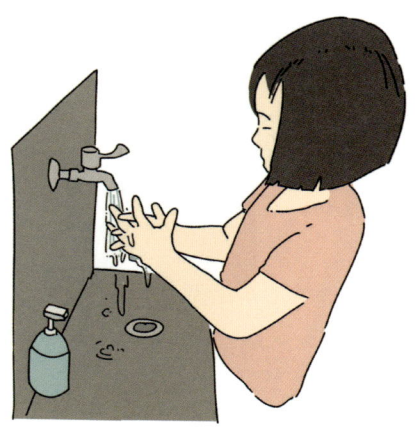

22 如何培养儿童良好的卫生习惯？

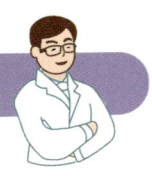

培养儿童良好的卫生习惯是预防疾病的重要措施。家长应从小教育孩子养成勤洗手、勤洗澡、勤换衣等良好的个人卫生习惯。同时，引导孩子养成不随地吐痰、不乱扔垃圾等公共卫生习惯。通过言传身教和榜样示范，让孩子逐渐养成良好的卫生习惯，从而有效预防疾病的发生。

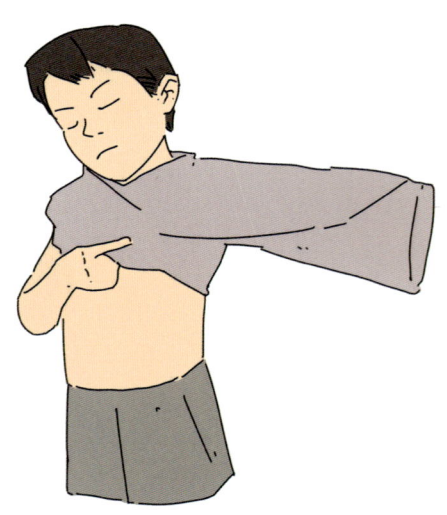

23 如何选择合适的疫苗？

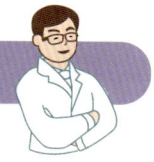

选择疫苗应基于孩子的年龄、健康状况和疫苗可预防的疾病来进行。疫苗接种时间表通常由国家卫生部门制定，涵盖不同年龄段应接种的疫苗。接种疫苗可能会伴随轻微副作用，如发热、红肿等，但通常短暂且无害。接种时应确保孩子在接种时健康，避免在发热或生病时接种，接种后需留意孩子的反应。

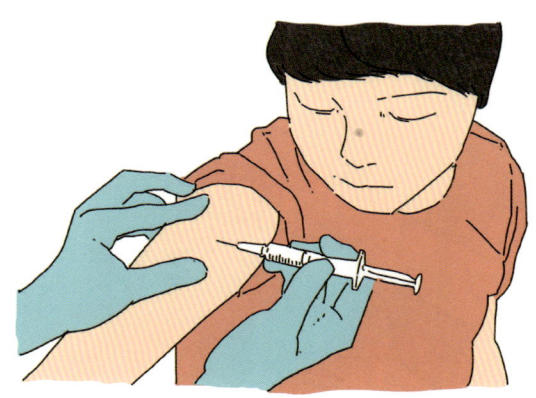

四 疾病管理

认识疾病管理

不同人群的疾病管理建议

老年人

儿童

中青年

日常救护

应急小知识 学点

24 如何预防儿童感染流感？

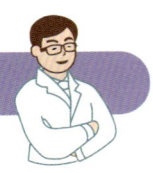

流感季节，儿童应避免接触流感患者。家中有人感染时应注意佩戴口罩，勤洗手，保持室内空气流通。同时，接种流感疫苗是预防流感的有效手段，能显著降低儿童感染流感的风险。流感疫苗的保护效果因疫苗类型和个体差异而异，但通常均能提供较好的保护。

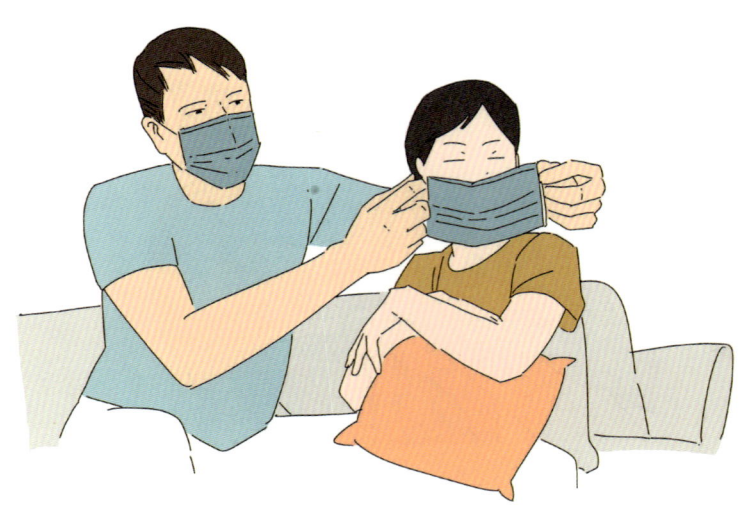

25 如何预防和管理儿童肥胖？

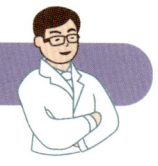

预防儿童肥胖的关键在于合理饮食和适量运动。家长应控制孩子减少摄入高热量、高脂肪和高糖分的食物，鼓励孩子多吃蔬果和全谷物。同时，增加孩子的运动量，如参加户外活动、游泳等。肥胖对儿童健康的长期影响包括糖尿病、高血压等慢性疾病的患病风险增加。

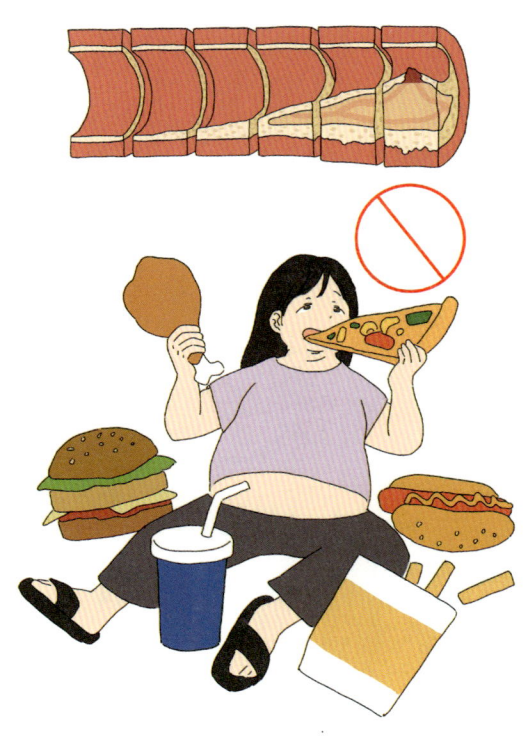

26 如何识别儿童过敏症状？

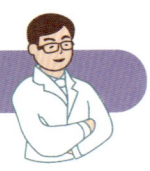

儿童过敏症状包括皮肤瘙痒、红肿、打喷嚏、流鼻涕、咳嗽等。预防过敏性疾病的关键，在于避免接触过敏原，如花粉、尘螨等。治疗过敏性疾病的方法包括药物治疗和脱敏治疗等。家长应密切关注孩子的过敏症状，及时就医并遵循医生指导。

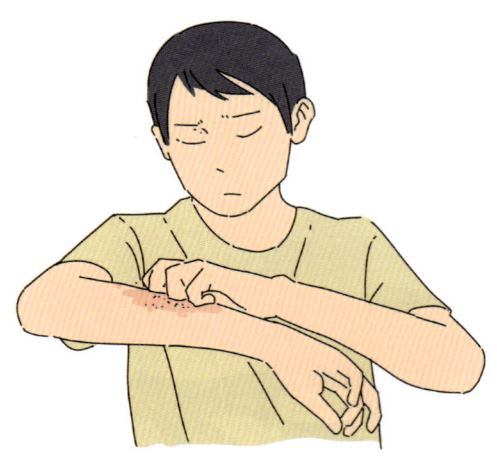

27 如何有效预防儿童传染病？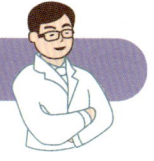

预防儿童传染病的关键在于保持良好的个人卫生习惯，如勤洗手、保持室内空气流通等。另外，学校和家庭应配合进行防控，如加强校园卫生管理、定期对教室进行消毒等。同时，家长应密切关注孩子的健康状况，若发现异常应及时就医并报告学校。

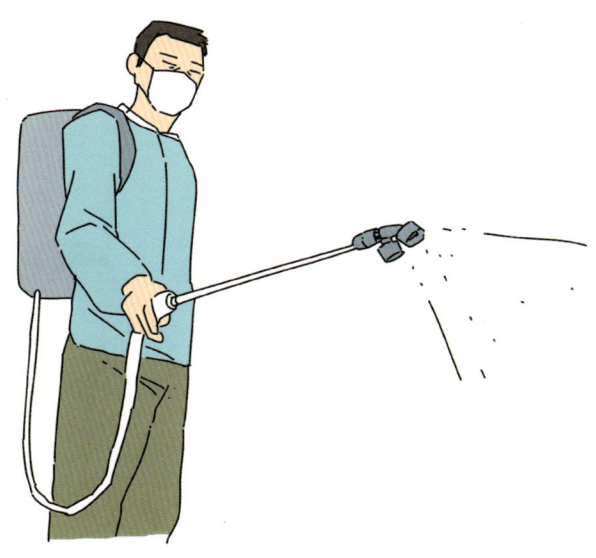

不同人群的疾病管理建议

↘ 中青年（职场人士）

28 中青年面临的健康挑战有哪些？

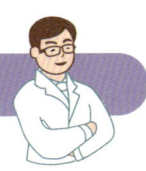

中青年人群面临的主要健康挑战包括：不良饮食习惯、缺乏运动、心理健康问题和慢性疾病发病率的上升。想要应对这些挑战，中青年人应均衡膳食，减少高热量、高脂肪食物的摄入；适度参加运动，增强身体素质；重视心理健康，通过交流、参加兴趣小组等方式缓解压力；并定期进行体检，及时发现并处理健康问题。

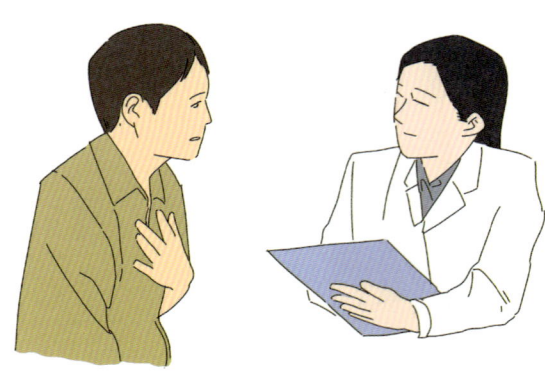

29 工作压力对中青年健康有影响吗？

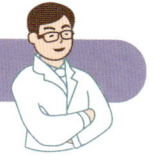

工作压力对中青年健康有负面影响，易导致他们身心疲惫，增加患病风险，造成中青年的"亚健康"状态。为缓解工作压力，中青年应合理规划工作时间，学会拒绝超出身体承受能力的任务；保持良好的生活习惯，确保充足睡眠和合理饮食；适度锻炼，提升心理素质；并通过与家人、朋友交流或参加兴趣爱好活动来舒缓压力。

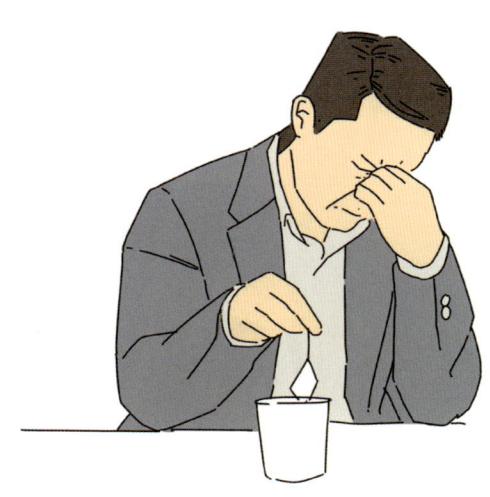

30 如何预防亚健康状态？

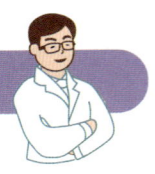

为预防亚健康状态，中青年应调整不良作息和饮食习惯。保持规律的作息时间，确保每晚有 7~9 小时的睡眠；避免熬夜和过度使用电子设备。同时，均衡膳食，多吃水果、蔬菜和富含蛋白质的食物，避免摄入过多高糖和高脂食物。这些措施有助于中青年维持身体健康，预防亚健康状态。

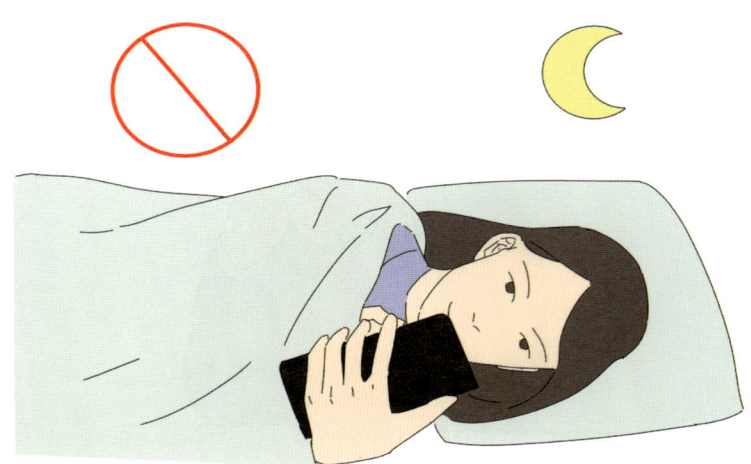

 如何有效预防和管理颈椎病、腰椎病等职业性肌肉骨骼损伤?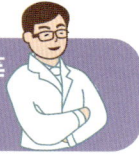

工作期间,职场人士应保持正确的坐姿和站姿,避免长时间保持同一姿势。定期进行颈部和腰部的伸展运动,如转动头部、扭动腰部等,有助于缓解肌肉疲劳。同时,应使用符合人体工程学的办公家具,如可调节高度的椅子和桌子,这样能够减少肌肉骨骼损伤的风险。

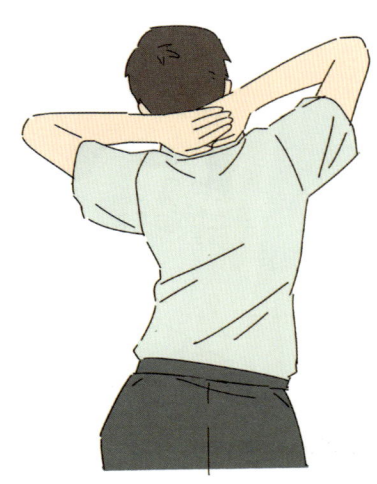

32 长时间加班熬夜对健康有影响吗？

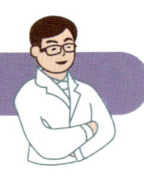

长时间加班和熬夜会导致睡眠不足、压力增大，进而增加心血管疾病的发病风险。职场人士应尽量避免长时间加班和熬夜，保证充足的睡眠时间。同时，合理饮食，控制并减少高脂、高糖食物的摄入，增加蔬菜、水果的摄入量，有助于降低心血管疾病的患病风险。

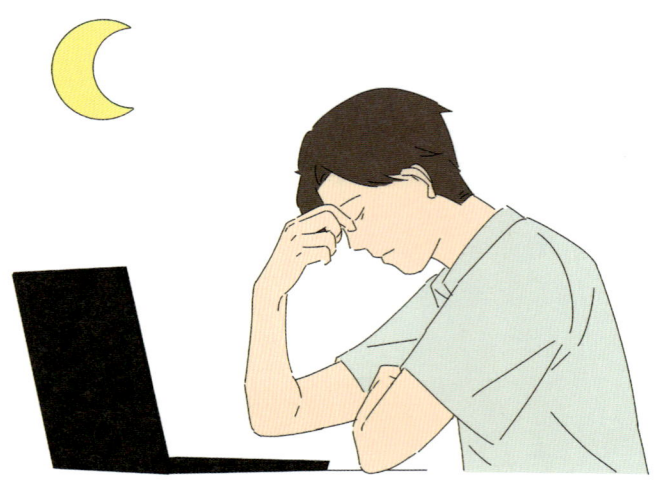

33 如何制定个性化的健康管理计划？

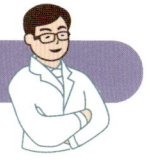

职场人士应根据自己的身体状况和生活习惯，制订个性化的健康管理计划，包括合理的饮食计划、适量的运动计划、充足的睡眠时间及定期的体检计划。同时，关注自己的心理健康，培养兴趣爱好，丰富自己的生活。通过实施健康管理计划，实现全面健康管理。

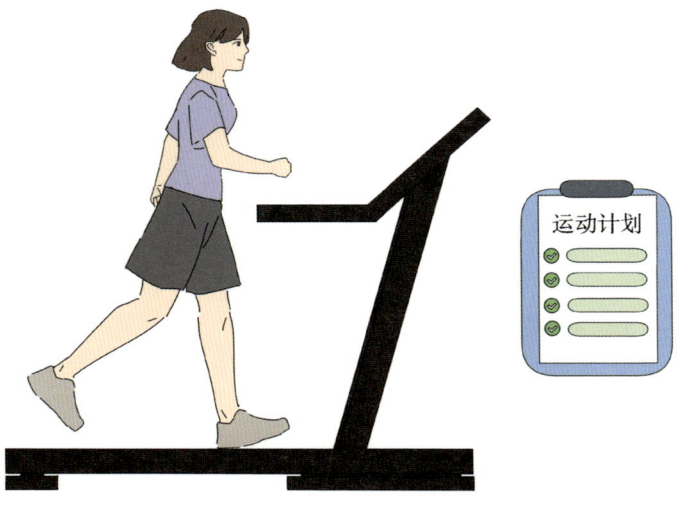

34 定期体检对于职场人士有多重要？

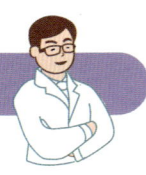

定期体检对于职场人士来说是非常重要的，有助于及时发现潜在的健康问题。职场人士应关注以下体检指标：血压、血糖、血脂、心电图、肝功能、肾功能、血常规、尿常规等。通过定期体检，可以了解自己的身体状况，以便及时采取措施进行调整和治疗。

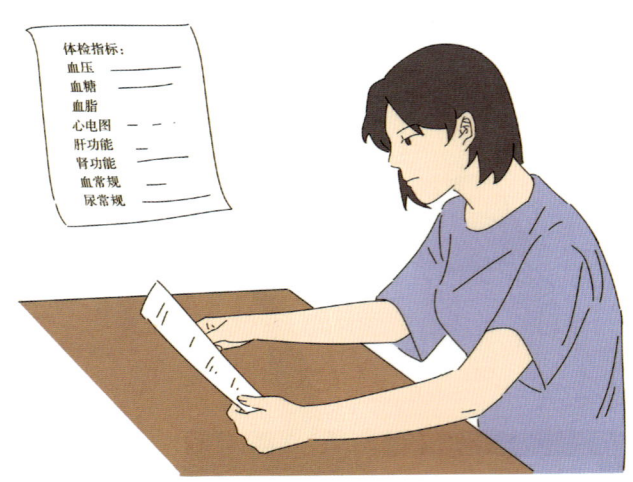

35 如何利用科技手段进行自我健康管理？

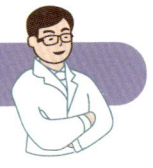

职场人士可以利用手机健康应用程序进行便捷的自我健康监测和管理。这些应用程序可以提供个性化的健康管理计划、健康数据分析和健康咨询等服务。职场人士可以通过记录自己的饮食、运动、睡眠等数据，了解自己的健康状况。同时，根据应用程序提供的建议和指导，及时调整自己的生活方式和饮食习惯，以实现健康管理的目标。

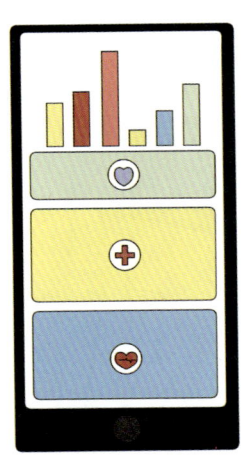
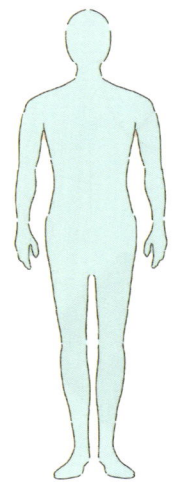

36 如何避免过度劳累导致健康问题？

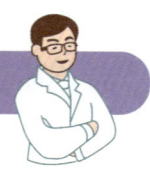

职场人士应合理安排作息时间，保证每天有足够的睡眠时间。避免长时间连续工作，每隔一段时间应进行休息和放松。同时，制订合理的工作计划，避免过度加班和熬夜。在工作和休息之间找到平衡，保持身心健康。

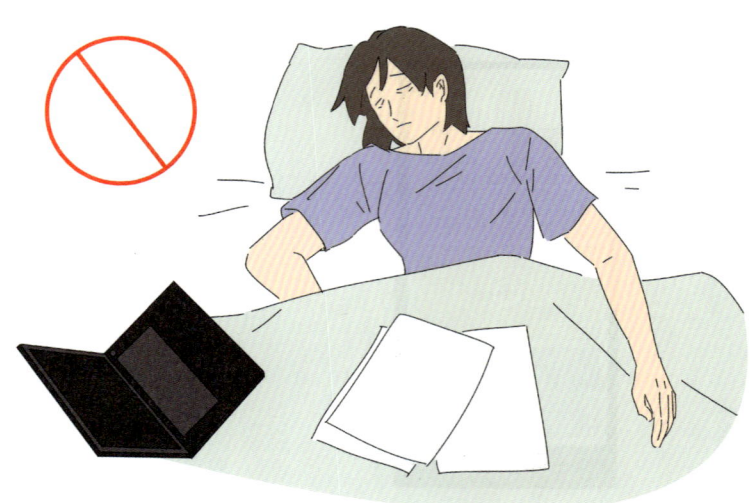

日常救护

37 鼻出血怎么办？

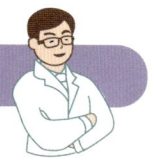

- 可用手指捏紧双侧鼻翼保持 3~5 分钟。
- 用冷毛巾敷在前额和鼻梁上 10~15 分钟。
- 鼻出血时，不要将头后仰，避免血液进入胃部引起恶心呕吐，或者误吸引起呛咳、肺部感染。如仍出血不止，应立即就医。

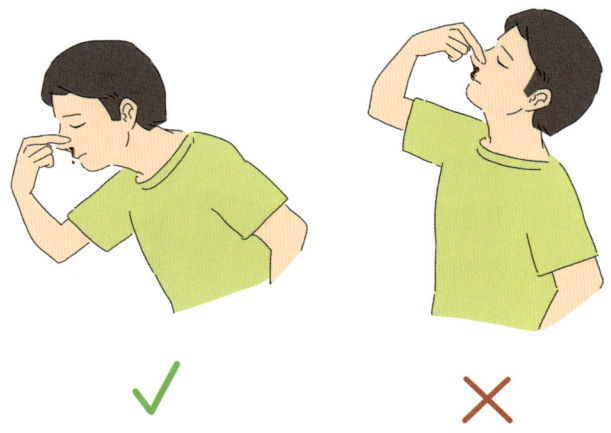

38 被宠物咬伤或抓伤怎么办？

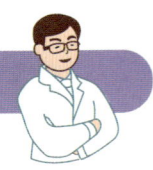

● **冲洗伤口** 用肥皂水和一定压力的流动清水交替清洗被咬伤和抓伤的伤口至少约15分钟。

● **消毒伤口** 彻底冲洗后用碘伏消毒伤口。

● **就医** 及时至正规医疗机构规范处理伤口，必要情况下需接种狂犬疫苗。狂犬病疫苗免疫注射程序主要有"2-1-1"的4针法和5针法两种，两种免疫效果相同。①4针法：在狂犬病毒暴露后的0天接种2剂，第7、21天各接种1剂。②5针法：在狂犬病毒暴露后的0、3、7、14、28天各接种1剂。如III级暴露伤口（皮肤被咬伤或抓伤，伤口穿透皮肤并出血；破损皮肤被动物舔舐；开放性伤口、黏膜直接接触动物唾液）还需要注射狂犬病被动免疫制剂。如果没有按时接种疫苗，比如晚了几天，下一针相应顺延，并且接种的间隔时间保持不变。并不是所有医院都能接种狂犬病疫苗，可以拨打卫生热线"12320"，查询离自己最近的、能接种狂犬病疫苗的医疗机构。

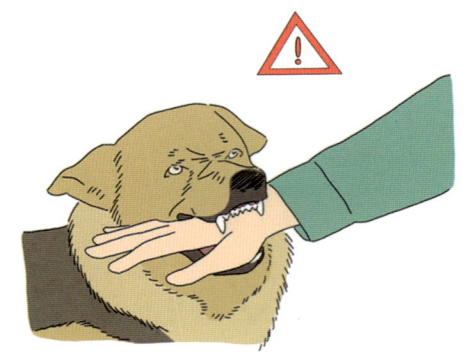

39 溺水怎么办？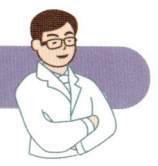

遇到溺水者，应大声呼叫，寻求更多的人帮助，同时拨打"110"报警电话并联系"120"急救人员。不要直接跳下水或手拉手施救，避免造成连环溺水的悲剧。可寻找救生圈、木板、竹竿、树枝等抛向溺水者，救人时施救者要趴在地上降低重心，避免被拉入水中。

溺水者被救上岸之后，应立即清理溺水者口鼻的泥沙和水草，施救者跪于溺水者一侧，将一只手放在溺水者前额，用手掌小鱼际（小手指侧掌缘）用力向下压其额头使头部后仰，另一只手的食指和中指向上抬起其下颌骨。应迅速检查、清除溺水者口、鼻中的杂物及分泌物，压额提颌开通气道，以避免堵塞呼吸道；对呼吸、心跳停止的溺水者须进行正确的心肺复苏术，并应尽快送至医院。

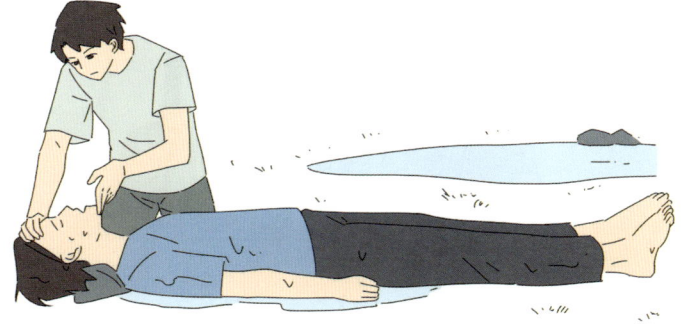

40 烧烫伤怎么办？

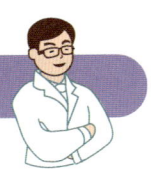

- 轻度烧烫伤应立即用冷水持续冲洗或浸泡伤处降温，直至疼痛缓解，避免用冰块直接冷敷。如果大面积烧伤或严重烧伤，应立即呼叫救护车，尽快送至医院治疗。

- 迅速脱下或剪开伤处的衣物，切不可强行剥除，取下伤处的饰物。

- 轻度烧烫伤可涂外用烧烫伤药膏，一般3~7天治愈。烫伤较重者，创面覆盖干净的毛巾或者纱布，不要刺破表皮水疱，不要在创面上涂任何药膏，立即送往医院治疗。

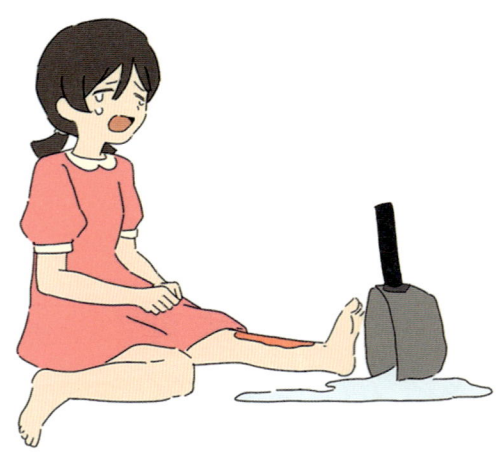

41 皮肤擦伤怎么办？

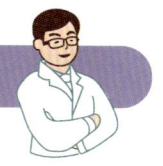

- **清创** 由于擦伤表面常常沾有一些泥灰及其他脏物，因此清洗创面是防止伤口感染的关键步骤。清创时可用生理盐水冲洗，没有条件也可用自来水边冲边用干净棉球擦洗，将泥灰等脏物洗去。

- **消毒** 可用碘伏或酒精棉球消毒伤口周围，沿伤口边缘向外擦拭。浅表创面可每日消毒1~2次，如果创面渗出增多、红肿，应及时就医。

- **包扎** 用消毒纱布包扎伤口，小伤口也可不包扎，但注意避免沾水或沾上尘土及其他脏物，以防止创面感染。

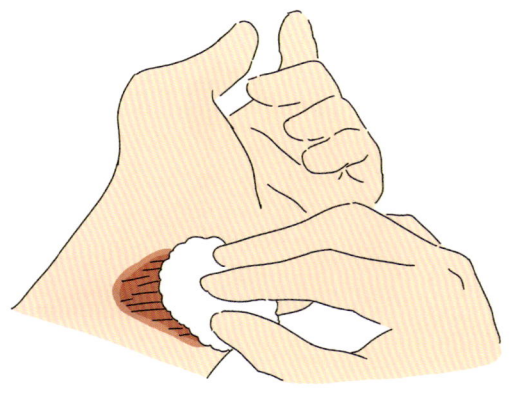

42 摔伤怎么办？

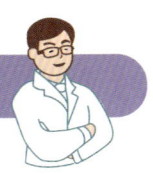

摔伤后的处理应根据伤势的严重程度来决定。

首先，检查摔伤部位，确认是否有伤口、出血、肿胀或疼痛等症状。若只是轻微擦伤，可使用双氧水或生理盐水清洗伤口，再用碘伏、碘酒或酒精消毒，并适当包扎。若伤口较大或出血不止，应立即就医，进行清创缝合处理。

其次，如果摔伤后感到剧烈疼痛或肿胀，可能是软组织损伤或骨折，应及时前往医院急诊科或骨科就诊，进行X线或CT检查，以确定是否发生骨折。未骨折者可采用冷敷（伤后48小时内）、加压包扎、抬高患肢等方法缓解肿痛；若发生骨折，则需根据骨折情况采取手法复位、石膏固定或手术治疗。

最后，摔伤后患者应充分休息，避免剧烈运动，以免影响伤口愈合。在恢复期间，还要注意饮食清淡，避免辛辣刺激性食物，保持伤口清洁干燥，定期换药，并遵医嘱进行复查和功能锻炼。

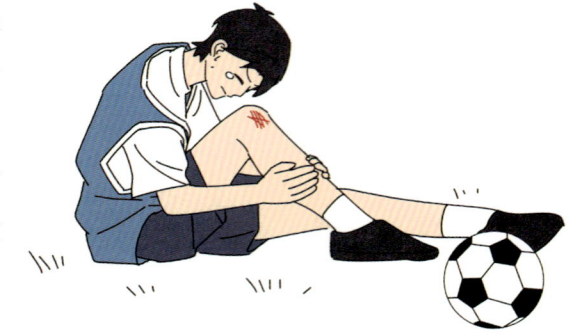

43 何时需要拨打"120"急救电话？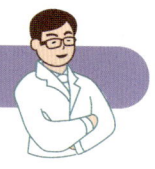

（1）心脏病突然发作，出现剧烈胸痛、胸闷、心慌气短等症状。

（2）休克或虚脱，出现面色苍白、冷汗淋漓、脉搏频弱、血压下降等表现。

（3）脑血管意外，出现意识丧失、昏迷、口角歪斜、一侧肢体无力等症状。

（4）大出血，出现呕血、咯血、便血等。

（5）出现严重的呼吸困难或窒息，如异物阻塞呼吸道等。

（6）各种急性中毒，如食物中毒、药物中毒、农药中毒等。

（7）发生意外灾害，如雷击、溺水、触电、交通事故、工业创伤、严重烧伤、冻伤等。

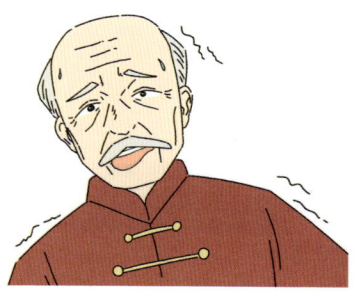 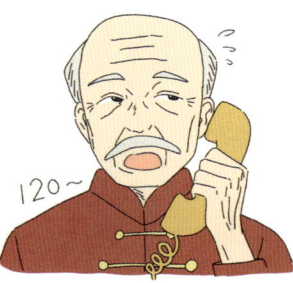

44 如何拨打"120"急救电话？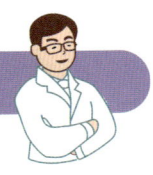

（1）确定对方是否是医疗救护中心。

（2）讲清患者所在的详细地址，包括区、街道、路、弄、号、室。

（3）讲清患者的主要病情。诸如昏迷、烫伤、食物中毒等，外伤要说明受伤部位，方便救护人员提前做好准备。

（4）保持联系，留下可联系的电话并保持电话畅通。

（5）得到"120"调度提示后再挂断电话，最好有人在路口等候，方便引导救护人员。

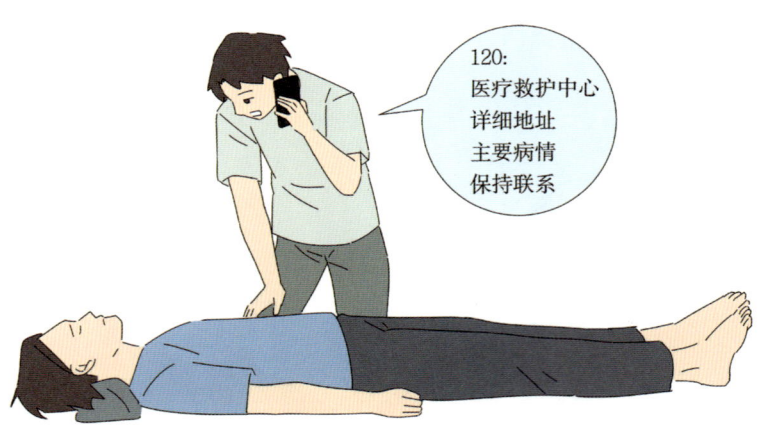

学点应急小知识

45 心肺复苏如何操作?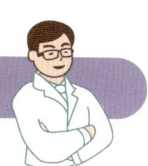

- **判断患者是否心跳、呼吸骤停** 轻拍患者肩膀,并大声呼喊"你怎么啦?",若患者无反应,考虑其意识丧失;若患者无呼吸和颈动脉搏动,考虑患者心跳、呼吸骤停(判断过程应迅速,不超过10秒)。

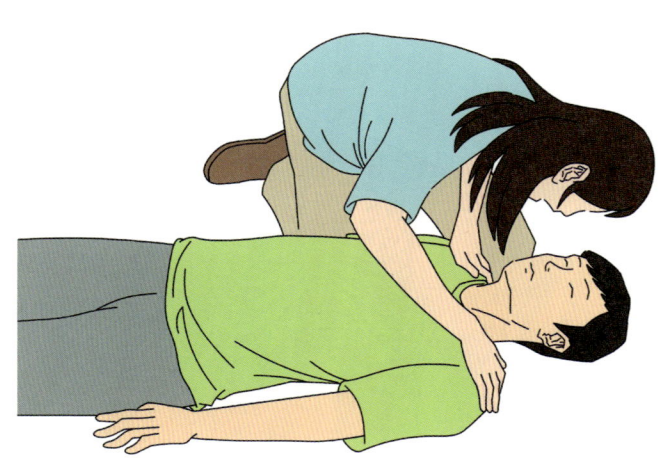

- 呼救　大声呼救，寻求周围人的帮助，拨打"120"急救电话，并寻找附近的自动体外除颤器（AED）协助心肺复苏。
- 胸外心脏按压

①准备：让患者仰卧于坚实的平面上。头颈、躯干应平直无扭曲。解开衣服暴露胸部。

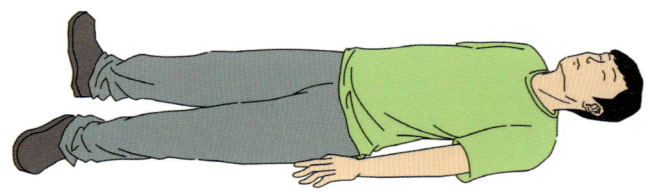

②按压区：胸外心脏按压部位应在胸骨中下1/3交界处，即两乳头连线与身体正中线的交点。

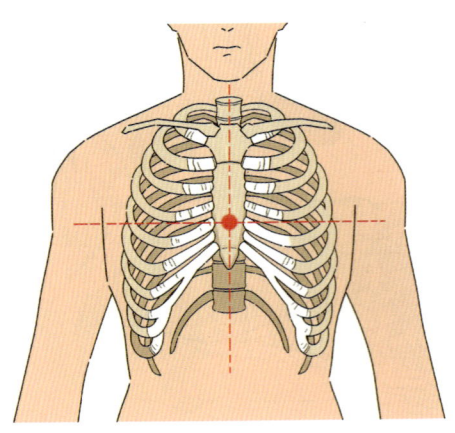

③按压姿势：抢救者跪在患者身旁，双臂应绷直，双肩在患者胸骨上方正中，垂直向下用力按压。一手掌根放在按压区，掌根和胸骨长轴重叠，两手掌掌根重叠，手指脱离胸壁。

④按压方法：按压应平稳、有规律地进行，按压与放松时间大致相等。放松时使胸廓充分回弹，期间手掌不离开胸壁，但不给胸骨加压。

⑤按压频率：100~120次/分。

⑥按压深度：成人按压深度5~6厘米。

⑦每次胸外按压30次后进行人工呼吸2次。

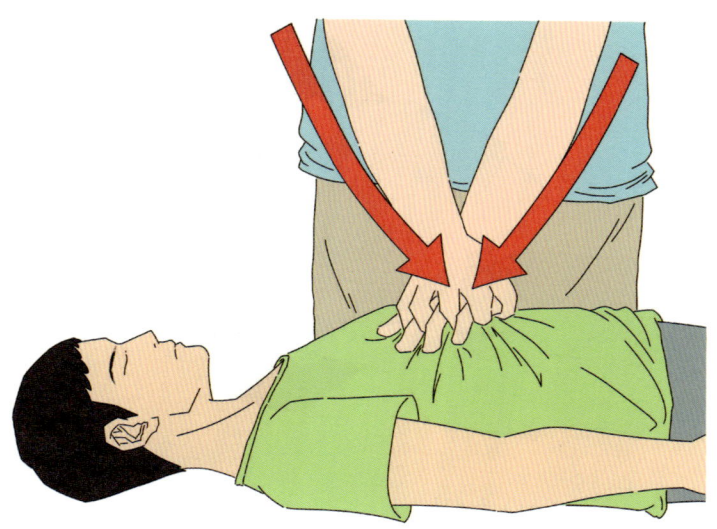

- 人工呼吸

①开放气道：通常采用仰头抬颌法使呼吸道畅通，即一手置于患者前额，使其头部向后仰，另一手的示指和中指置

于下颌角处抬起下颌。如发现口内有异物或呕吐物,应将其清除。

②人工呼吸:将按于前额一手的拇指与示指捏闭患者鼻孔,另一手的拇指将患者口部掰开,抢救者深吸一口气后,张口贴近患者的嘴,将患者口部包住,呈密封状,缓慢吹气,每次吹气应持续2秒以上,确保患者胸部抬起。一次吹气完毕后立即与患者口部脱离,轻轻地抬起头部,施救者自己吸入新鲜空气,有气流自患者口鼻而出,可见患者胸部向下塌陷。

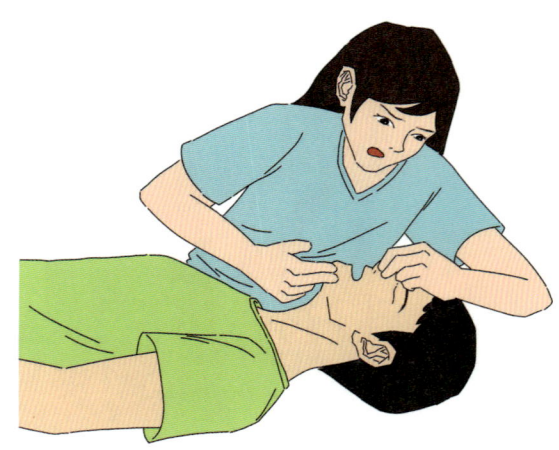

● 再评价 每胸外按压30次后,进行人工呼吸2次,如此循环5个周期,再次评价患者情况。如仍无心跳、呼吸恢复征象,继续不间断地进行心肺复苏,直到医务人员接替复苏;如心跳、呼吸恢复,则可停止心肺复苏。

46 自动体外除颤器如何使用？

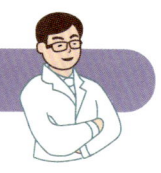

自动体外除颤器（AED）是一种能够自动识别患者是否为可复律的心律失常，并实施电击除颤的急救设备。我们可以在机场、地铁站、大型商场等公共场所向工作人员取得。

在黄金救援时间 4 分钟内，及时使用自动体外除颤器对患者进行除颤和心肺复苏，可以极大地提高患者的生存率。

自动体外除颤器操作简单，并且每步操作均有语音提示，经过培训的非专业人员也可以正确使用。

● 打开电源（维持胸外按压） 打开自动体外除颤器机器的电源开关，一切操作都会配有语音提示，多数型号的自动体外除颤器可选择中英双语提示。

● 贴上电极贴片（维持胸外按压） 打开盖子，取出电极片。脱下患者衣物，使胸部裸露。然后让患者仰面平躺，按要求正确粘贴电极片（前侧位或者前后位）。

● 准备电击（停止胸外按压） 自动体外除颤器在心律分析之前要求不要接触患者，仪器将提示正在分析患者的心律，判断是否为室颤状态。如果需要除颤，自动体外除颤器会提示自动充电（一般是 5~15 秒），并提示充电完成，电击按钮会有闪烁。分析完成后，自动体外除颤器若提示建议电击，会立即提醒所有人不要与患者接触，随后让施救者按下电击按钮。

- **重复操作（继续胸外按压）** 自动体外除颤器分析后如果不建议电击，则继续胸外按压。这时请注意机器每 2 分钟会自动分析心律，请按提示音重复操作。注意整个过程中，不能将电极片撕下。

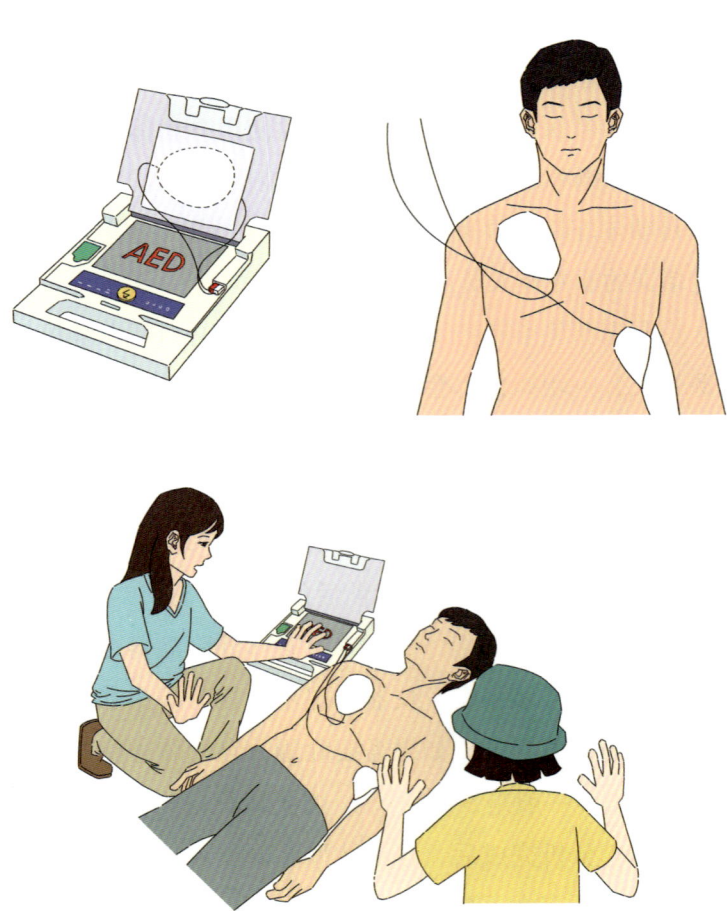

海姆立克急救法如何操作？

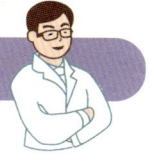

● 1 岁以下患儿急救

5 次拍背法：救护者采取坐位或单膝跪地，将婴儿俯卧，骑跨于一侧手臂上，用手掌托住婴儿头部及下颌，确保头部低于躯干。用手掌叩击婴儿背部与肩胛骨之间，每秒 1 次，连续拍打 5 次。

5 次压胸法：若 5 次拍背法未能使异物排出，可将婴儿翻转呈仰卧位，用示指和中指快速冲击性按压两乳连线正下方 5 次。

重复上述拍背和压胸的动作，直至异物排出。

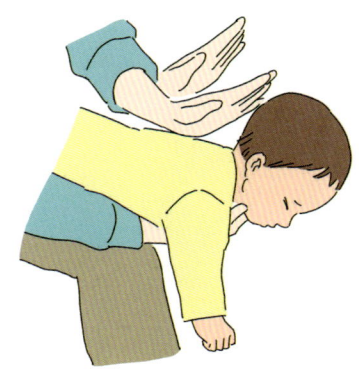
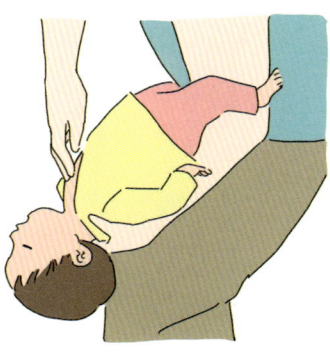

- **1岁以上患儿急救**

　　腹部冲击法：站或者坐于患儿的身后，双臂环抱住患儿腹部，一手握空心拳，使拇指朝下置于肚脐和胸骨之间，另一手紧握该拳，快速用力向后、向上冲击腹部，6~8次为一个循环，以此法造成人工咳嗽，驱出异物。施救时要注意力度和方向，防止脏器损伤。一个循环后效果若不明显，休息后可重复冲击，直至异物排出。

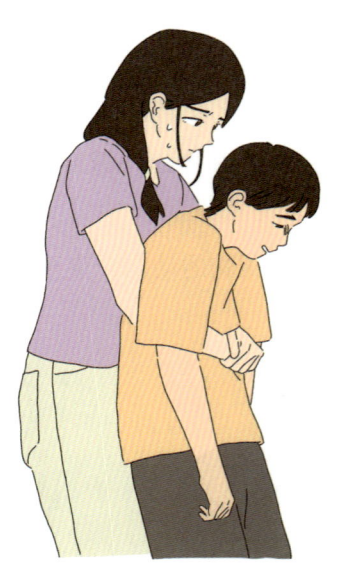

- **成人急救**

　　若有旁人协助：救援者站在患者背后，将手臂环绕至患者腹部；一只手握拳指拇侧放在剑突与肚脐之间的腹部，另一只手紧紧抓住拳头，快速向里、向上压迫患者的腹部，形成一股冲击性气流，将堵在喉部气管的异物冲出。

重复以上步骤，直至异物排出。

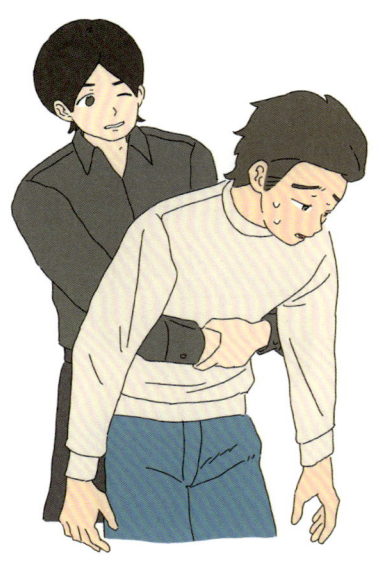

小·贴士

海姆立克急救法：

剪刀石头布定位法

剪刀——肚脐上2指。

石头——用手握住拳头，顶住2指位置。

布——用另一只手包住"石头"快速向内、向上冲击。

如没有旁人协助：此时患者需要自救，自行弯腰靠于固定水平物体的光滑边缘（如椅背、扶手栏杆、桌子边缘等），快速向上、向内冲击式压迫上腹部，直到异物排出。

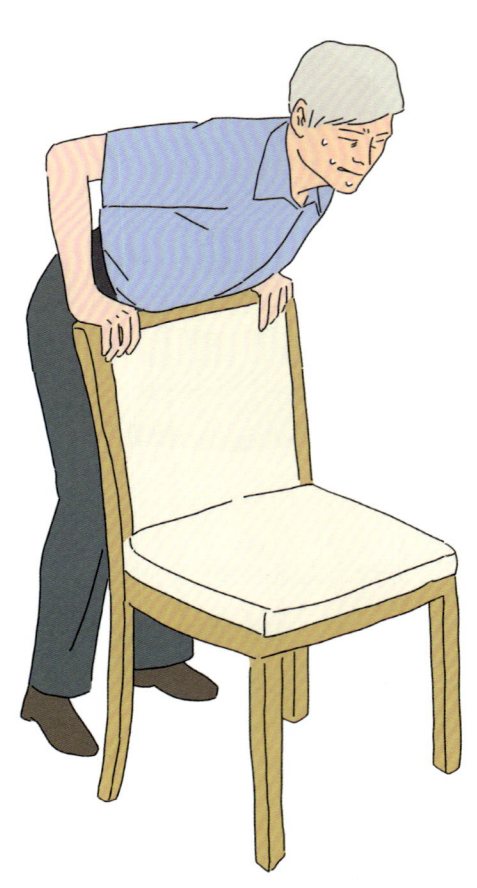

小·贴士

细嚼慢咽：进食时，尤其在吃大块硬质食物，如鸡肉、排骨、肉丸等的时候，若进食速度太快，咀嚼不全，吞咽过猛，容易导致食物被卡在喉部而造成呼吸道阻塞。

平静进食：进食时应注意力集中，避免逗笑、责备或恐吓，甚至打骂孩子，培养其良好的进食习惯，以免哭笑或跌倒时将异物吸入气道；值得注意的是，成人不要在儿童行走和跑步的时候进行喂食，只有在其直立或坐位时才能给婴儿喂固体食物。

警惕高危食物：不要给婴儿吃整个的花生或其他坚果、坚硬或黏腻的糖果、果冻、葡萄或葡萄干、苹果块、爆米花等。

注意服药安全：不要在喂药时捏住小朋友的鼻子。

四 疾病管理

认识疾病管理

不同人群的疾病管理建议

老年人

儿童

中青年

日常救护

学点应急小知识